青春文庫

ダイエットカウンセラーが教える

お酒を飲んでも太らないうまい食べ方

伊達友美

青春出版社

はじめに　お酒をやめずに「食べ方」を変えるダイエット

私はこれまでに7000人以上の方にお食事のカウンセリング（アドバイス）をしてきました。内科や皮膚科、脳神経内科、アンチエイジングのクリニック、エステなど場所はさまざまですが、皆さんが実際に食べているものの記録を見せていただき、それをもとに「何をどう食べたらいいのか？」というお話をしていきます。

そして、お酒好きの方々は、「お酒は飲まないように」と注意されるんじゃないかと、ビクビクしながら食事の記録を差し出すのです。でも、私は基本的に**その方が好きなものを禁止するようなアドバイスはいたしません。**実際に、お酒をやめなくても、少しずつ食事の改善をすることでやせた方はたくさんいらっしゃいます。

私が提唱する「**プラス栄養メソッド**」という食事法は、カロリーや糖質を制限するタイプのものではなく、「**足りない栄養をプラスして、体の代謝をよくすることで健康的に、そしてキレイにやせる**」**方法**です。ひたすら食べたいものをガマンするのではなく、その方が今食べていないもの、足りないものを見つけて、それを食べる工夫を一緒に考えます。ですから、お酒が好きで、どうしてもやめられないという方には、取り入れやすい方法ではないかと思います。

好きなものを飲んだり食べたりすることは、〝幸せ〟という栄養を心に与えてくれますね。それを無理にガマンしたら、〝不満〟というストレスが心にたまってしまうでしょう。実は、そのストレスこそがダイエットの大敵なのです。

カロリーの少ないもの、糖質の少ないものなど、数字で考えて控える食事は、心の底からおいしいと思えないでしょう。一時的にそういう制限を頑張って、やせることができたとしても、そのうち不満が爆発して、リバウンド……ということも多いはずです。実は私自身がそれを何十回も繰り返してきました。ですから、**心が栄養不足にならないように、適度にお酒を楽しむことも大切**だと思うのです。飲みながらでもやせるためには、お酒以外に口にするもので、どれだけ体にいい栄養、代謝を上げるために必要な栄養をプラスして帳尻を合わせるかが重要です。

飲んでも太らないようにするための「うまい食べ方」を、知りたいと思いませんか？　そんな、ちょっとした「プラス栄養のポイント」を、本書でご紹介させていただきます。是非、参考になさってみてください。

『ダイエットカウンセラーが教える　お酒を飲んでも太らないうまい食べ方』目次

[序章] 「お酒を飲むから太る」という大誤解！

【第1章】飲みたい人こそ「食べてほしい」理由

[第2章] 飲むか、飲まれるか。それが問題だ

［第3章］お酒好きでもやせられる！「プラス栄養メソッド」

[第4章] お酒を飲んで太る人、太らない人の習慣

太る酒飲みの生活

[第5章] 「飲みすぎた！」をなかったことにするヒント

編集協力　城所知子
本文DTP　ベラビスタスタジオ

［序章］

「お酒を飲むから太る」という大誤解！

「酒だけ太り」なんて存在しない

「やせるには、お酒をやめなきゃダメですか？」

お酒を飲む方から、よくこんな質問を受けます。でも、こうおっしゃるのは、ほぼ例外なく「お酒をやめたくない！」と思っている人。あなたも、そうではありませんか？

そもそも、「お酒を飲むから太る、やせられない」と思っている人はとても多いですよね。でも、本当にそうでしょうか？

少なくとも私は、これまで管理栄養士としてたくさんの方にカウンセリングしてきた中で、〝お酒だけで太った〟という人に、お目にかかったことがありません。ほとんど毎日お酒を飲んでいるのに、スリムな体形を維持している人はいくらでもいます。また、いわゆる大酒飲みタイプには、むしろやせている人が多いものです。

つまり、**「お酒を飲むから太る、やせられない」というのは幻想かもしれない**のです。そ

肝機能はもちろん、食の嗜好《しこう》やクセ、体質、生活パターンは人それぞれです。そ

こに太る、あるいはやせられない大きな原因があるのかもしれません。

確かに、お酒をたくさん飲むと、血液中の中性脂肪値が高くなります。だから、中性脂肪値が高いと、お医者さんから「お酒は控えめに」と釘《くぎ》をさされることもあります。ただし、今日お酒を飲んだからといって、翌日、体に脂肪がつくわけではありません。食べたもの、飲んだものが体脂肪となって体に定着してしまうのは、約2週間後といわれています。つまり、食べすぎ・飲みすぎてもすぐに調整すれば、太るのを防げるということ！

暴飲暴食したあと、「ああ、またやってしまった。もうダメだ……」と落ち込んでいませんか？　そんな暇があったら「さあ、調整するぞ！」とポジティブに考えるべきなのです。

そもそも、現代人が太る原因のひとつは〝**栄養失調**〟です。もちろん、栄養失調といっても戦後の食料事情が悪い時代とは違います。実は、**食べたものを代謝したり、体脂肪を燃やしたりするためには、いろいろな栄養が必要**なのです。ところが、現代人の多くは、たくさん食べていても、肝心の〝食べたものを代謝するための栄養〟〝脂肪を燃やすために必要な栄養〟が不足しているのです。

たとえ食べる量を減らしても、栄養が不足してしまったら太りやすくなるし、やせにくくなることもあります。

やせるには、〝脂肪を燃やすために必要な栄養〟をしっかり摂ること！　そして余計なものを食べすぎたら、翌日に調整する。これが、やせるための基本です。

お酒は〝心の栄養〟です

私はお食事のカウンセリングをしている中で、「お酒をやめてください」と言うことはほとんどありません。というより、言いたくありません！　お酒そのものが悪いわけではないと思うのです。そして何より、**お酒が好きな人にとって、お酒は〝心の栄養〟**だからです。

私は、人が生きていくためには〝体の栄養〟と〝心の栄養〟の２つが必要だと思っています。空腹のとき、何か食べたくなる。疲れたとき、すっぱいものが欲しくなる――これは、体が欲する〝体のための栄養〟です。一方、〝心の栄養〟は、幸せだな、おいしいなと心を満足させるための栄養です。

たとえば、おなかが空いていないのに、無性に甘いものが食べたくなることもありますよね。体にとって必要な食べ物というわけではないし、太りそうだし、できれば食べないほうがいいと思っていても食べたいときは、体ではなく、心が必要としているのです。

もちろん、心のおもむくままに飲み食いしていたら、体はもちろん、心までぶくぶく太ってしまいます。でも、〝心の栄養〟をガマンしてばかりいたら、イライラしたり、怒りっぽくなったり、食べすぎた自分に罪悪感を覚えたりして、悩んだり落ち込んだりしてしまうでしょう。こんなふうにストレスをため込むことで、心がすり減り、やせ細ってしまったら、体だって健康でいられるはずがありません。

残念ながら、体が欲する栄養と心が欲する栄養は必ずしも一致しません。ここが難しいところなのですが、どちらも元気に生きるためには必要な栄養です。

お酒を飲むことでリラックスし、「明日からまた頑張ろう！」と思えるなら、それでいいじゃないですか。その分、翌日に調整すればいいのです。

誤解しないでいただきたいのですが、私は決してお酒を飲むことを推奨しているわけではありません。

お酒は嗜好品です。体に必要な栄養はほとんど含まれていませんし、飲みすぎれば不調や病気のリスクになります。毎日大量のお酒を飲んでいたら肝硬変になるのは明らかです。飲まないですむのなら、飲まないほうがいいですし、量は少ないに越したことはないと思います。もちろん、無茶な飲み方をして明らかに心と体を壊している方には、ぜひ治療に専念するようおすすめします。

でも、健康な方が、お酒を〝心の栄養〟として必要としているなら、〝体の栄養〟を考えた飲み方・食べ方のコツを身につけることで、お酒とうまくつきあっていけばいいでしょう。

お酒が原因でやせられない⁉　5つのドリンカータイプ

とはいえ、自分のお酒とのつきあい方のどこに問題があるのか、わからない人も多いかもしれません。そこでまずは、日頃の飲み方・食べ方をチェックすることで、どこに「酒太り」の原因があるのかを探ってみましょう。

たとえば、お酒の席では、本当に食べたくて食べているとは限りませんよね。「そういう雰囲気だから食べる」「流れで、なんとなく食べる」ということも、よくあります。お酒はコミュニケーション・ツールのひとつでもありますから、誰と飲むかによって、食べるものが違ってくる場合もあります。

「いつもは揚げ物を控えているのに、相手の好みに合わせて食べてしまう」

「大皿料理を人数分で取り分け、ノルマとして食べる」

というように、相手やグループの都合で食べてしまうこともあるでしょう。

でも、体が求めていないものは、余分な食べ物です。余分なカロリー（熱量）を食べたら、余分な脂肪、ムダな脂肪がつくのは当然です。

昼間のストレスを解消するために飲むときもあるでしょう。でも、ストレスの内容によっては、酒量ではなく食欲を増幅させることがあります。不満や不安を埋めるようにして食べていると、さらにムダに食べて太りやすくなってしまいます。

このように、どんな目的で、どんな気分で飲むかによって、食べ方・太り方は変わってしまうのです。

また、夜食べすぎたとしても、朝や昼、翌日の食事で帳尻を合わせれば、それほど極端に太ることはないはずです。前日の夜たくさん食べたのに、翌日も朝・昼といつものように食べていたら、太って当然。

あるいは、日頃から代謝に必要な栄養が不足しているために、食べたものを代謝しきれない＝燃やしきれないで太ることもあるでしょう。また、疲労や冷え、胃腸の不調などが原因で代謝が低下してしまい、太るということもあります。

太る原因は、ひとつとは限りません。ほとんどの場合、いくつもの要素が重なっています。

「これ以上太りたくない！」「できればやせたい！」と思うなら、まずは自分がどんな生活をして、どんなお酒の飲み方をしているか、何を食べているのかを知らなければはじまりません。

私は、お酒をよく飲んでいて、なかなかやせられない人には、5つのタイプがあると考えています。

次のページに、自分がどのタイプのドリンカーなのかがわかる、チェックリストをご用意しました。ふだんの食生活を振り返って、チェックしてみてください。

これまで気づかなかった、意外な「太る原因」が見えてくるかもしれませんよ。

自分の「酒太り」の原因がわかる！
ドリンカータイプ　チェックリスト

お酒を飲んで太る人には、５つのドリンカータイプがあります。以下の項目の中で当てはまるものをチェックし、A～Eのタイプごとにチェック数を出してください。一番チェックの数が多いもの、あるいは３つ以上チェックの数があるものがあなたのタイプとなります（複数のタイプが当てはまることもあります）。

タイプ	項目	チェック
A（22P参照）	週に２～３回は家以外で飲む	
	飲むとつい食べすぎてしまう	
	唐揚げが大好きだ	
	仲間と飲むことが多い	
	ビールが大好きだ	
B（24P参照）	ほぼ毎日お酒を飲む	
	家でもよく飲む	
	コンビニに行くとつい買いすぎる	
	お腹を壊しやすい	
	ストレスがかかると、とにかく食べてしまう	
C（26P参照）	飲むときはあまり食べない	
	お酒を飲むとシメの炭水化物はほとんど食べない	
	お酒の種類には詳しいほうだ	
	熟睡できない。または朝の目覚めがあまりよくない	
	いつも飲みに行く店が決まっている	
D（28P参照）	うどん、そば、ラーメン、パスタなど麺類が大好き	
	ご飯や麺類は量をガッツリ食べないと気がすまない	
	魚より肉をよく食べる	
	ピザや菓子パン、総菜パンをよく食べる	
	飲んだあとにラーメンを食べることが多い	
E（30P参照）	昼食の時間が決まっていない（食べないときもある）	
	カロリーは気にするほうだ	
	缶コーヒーや炭酸ジュースをよく飲む	
	外食中心の生活だ	
	エナジードリンクやドリンク剤をよく飲む	

【Aタイプ】飲むとつい食べすぎる!?　爆食ドリンカー

お酒のせいで食べすぎるということもあるかもしれませんが、Aタイプのあなたは、**もともと食べることが大好きで、食欲が旺盛なタイプ**ではありませんか？　だからこそ、ふだんは食べすぎないように食事を控えめにしている分、お酒を飲んだときに爆発してしまうのです。

こういう人にとって、お酒は思いっきり食べるための〝起爆剤〟とも言えるので、食べる量だけでなく、食べるメニューもいつもより大胆になりがち。唐揚げや串カツ、焼きそば、フライドポテトなど、いつもなら「太りそうだから」と避けているものでも、「まあいいか」とむしろ積極的に食べたりします。

でも、体に悪いから、太るからと無理にガマンすればストレスがたまりますよね。そうすると、「ガマンする↓ストレスがたまる↓食欲が爆発」というパターンを飲むたびに繰り返してしまうでしょう。

だから、たまには思いっきり飲んで食べる日があってもいいのです。

ただ、そういう日が毎日のように続くのは、やっぱり問題です。思いっきり食べる日は、週に1度くらいが理想的。無理せず自然にそうなるよう、できることからはじめましょう。

いきなり食べる量を減らすのではなく、とりあえず「体にいいもの、代謝を上げるものを食べる」ことを心がけましょう。

不思議なことに、体が必要な栄養で満たされてくると、体によくないものは自然と食べたくなくなり、暴飲暴食することもなくなるものです。

また、「食べる順番を変える」だけでも、太りやすさは変わってきます。

そして、思いっきり食べたら翌日に調整する。

食べすぎてもその分をきっちり〝燃やす＝代謝する〟ことができれば、太ることはありません。そのために重要なのが〝翌日の調整〟なのです。

伊達式「プラス栄養メソッド」は、〝食べてやせる〟食改善法。**食べることが大好きな人こそ、やせる才能のある人**です！

「ダイエットはストレスがたまる、面倒くさい」という考えは捨てて、食べることを楽しみながらやせる方法を身につけましょう。

【Bタイプ】惰性で飲み食いしている⁉　ダラダラドリンカー

おなかが減っているわけでも、ものすごく食べたいわけでもないのに、ただなんとなくダラダラと飲んだり食べたりしていませんか？

ゆっくりお酒を飲みながら、少しずつ食べ物をつまんでいると、最終的にどれくらい食べたかわからなくなってしまいますよね。

これはふだんの食生活でも同じこと。いつも何となく食べ物を口に入れていると、どこまでが食事で、どこまでが間食だかわからなくなってきます。**空腹を感じる暇がないので、〝食事〟として食べる量は少なめでも、1日分をトータルすると、かなりの量を食べている**ものです。

相撲の力士のように、1日2食ドカンと大量に食べても太りやすいといわれますが、量は少しでダラダラ食べ続けるというのも、とても太りやすい食べ方！

〝空腹は最高の調味料〟と言いますが、これでは食べ物のおいしさも感じられず、満足感も得られませんよね。「ああ、おいしかった！」という感動や幸せを感じられないと、どんなにたくさんの量を食べても、食べたという気にならないので、「それほど食べてないよな」と思い込んでしまうかもしれません。

こういうタイプの人に「昨日は何を食べましたか？」と聞くと、「えーと何だったかな」と思い出せない場合がほとんどです。

でも、好きでもなく、おいしいとも思わず、記憶にさえ残らないようなものを食べて太るのは、ばかばかしいと思いませんか？　第一、何を食べたのか覚えていなければ、食事を改善することはできません。

そこで提案です。カロリーは気にしなくていいので、**〝すごく好きな食べ物〟〝すごくおいしいと思う食べ物〟だけを食べるようにしてみましょう。**今までいかに「それほど好きでもない」「それほどおいしくない」ものを食べていたかがわかるはず。そうすれば食べる量も、自然に減ってくるかもしれませんよ。

ここまでくれば、あとは簡単。好きなもの、おいしいものに、代謝に必要な栄養を〝プラス〟するだけでいいのです。

まずは、〝食べる〟ことをもっと楽しみましょう。これも、やせるための大切なポイントなのです。

【Cタイプ】それほど食べていないのに太る!? 不完全燃焼ドリンカー

「お酒を飲むときは食べない主義」「お酒を飲む分、食事を減らしている」という人、「お酒を飲むときはあまり食べない」という人が陥りやすいのが〝栄養失調太り〟です！

「近頃太ってきたな」と感じると、「ここのところ運動不足だからな」「運動さえすればやせられるのに」と考えるようです。

確かに運動は大切です。運動はしないよりはしたほうがよいでしょう。

でも、日常生活の中でかなりのエネルギーを消費する行動が〝食べること〟だって、知っていますか？ 食べて消化・吸収・代謝するということは、とても大きなエネルギー（カロリー）を使う力仕事。運動量を増やすことも大切ですが、まずはしっかり食べることで消費カロリーを増やしましょう。

また、〝脂肪を燃やす＝代謝する〟にはそのための栄養が必要です。とくにお酒を飲むと大量のビタミンB_1が失われますから、その分を補うためにも、しっかり食べて栄養をプラスする必要があります。

ですから、お酒を飲んで食事量を減らすと、「消費エネルギーが減る」、栄養が不足して「代謝が落ちる」というダブルパンチになります。つまり、**「食べてないのに太る」のではなく、「食べないから太る」**のです。肉や魚などのたんぱく質をしっかり食べていますか？　「野菜中心にすればやせられる」と思われがちですが、野菜ではたんぱく質は摂れません。たんぱく質は脂肪を燃やすために欠かせない栄養素です。たんぱく質が不足すると不完全燃焼な体になってしまいます。

また、〝いい油〟を摂っていますか？　油は太るというイメージがありますが、〝いい油〟は、体にたまった脂肪を洗い流したり、男性ホルモンや女性ホルモンをつくるもとになります。ですから、足りないとやせにくくなるだけでなく、メリハリのないプヨプヨの体になってしまいますよ！

お酒を飲んで食事を減らすと、脂肪もアルコールも代謝できない〝不完全燃焼な体〟、〝おじさん体型〟〝おばさん体型〟になるだけです。

「食べてやせる」という考えにシフトして、引き締まった燃やせる体を手に入れましょう。

【Dタイプ】シメはやっぱりラーメン!? 炭水化物大好きドリンカー

〝食べすぎ〟という点では〝爆食ドリンカー〟と似ていますが、このタイプの人は、ご飯や麺類など、とにかく〝炭水化物メニューを食べすぎてしまう〟のです。

そもそも、お酒は米や麦など、炭水化物を原料としたものが多いですよね。

お酒を飲んでご飯や麺類をガッツリ食べるというのは、〝炭水化物の重ね食べ〟。ラーメン屋さんで〝ラーメンライス〟を食べるようなものです。

炭水化物は、血糖値の上がりやすい食べ物です。**炭水化物を重ねて摂ると血糖値が一気に高くなって、余った糖はどんどん体脂肪としてたまっていきます**。そのため、1食で食べる炭水化物は1種類にしたほうが太りにくいのです。

「お酒を飲むときは炭水化物を食べないで」とは言いませんが、量は控えめに。

「シメはやっぱりラーメン！」という人は、お酢やコショウを加えて食べるようにして、血糖値が急上昇するのを防ぎましょう。

また、朝・昼の食事も、炭水化物中心のメニューを好んで食べていませんか？

たとえば、パスタ、うどん、ラーメン、焼きそばなどの麺類、ハンバーガー、サンドイッチ、ホットドッグ、フレークなどは、ワンディッシュ（ひとつの器）で食事が完了してしまいます。そのため、たんぱく質やビタミンなど、脂肪の代謝に必要な栄養がどうしても足りなくなってしまいがち。

また、昔からお米を食べてきた日本人は、米以外の穀物を分解するのが苦手です。そのため同じ炭水化物でも、小麦は代謝が上がりにくく、体を冷やしやすい食べ物といわれています。しかも、お米は原形に近い形＝粒を食べますが、麺類やパン類は小麦を粉にしてつくります。その分、消化にエネルギーを使わず、脂肪代謝にもあまり貢献しません。

代謝のいい体になるには、やはりお米のご飯がオススメです。ご飯にはおかずや漬物がつきものですから、ほかに必要な栄養も一緒に摂れます。よく噛んで食べることで代謝も高まり、満腹感も得られるでしょう。

できれば、白米よりも原形に近い玄米や雑穀米にすると、食物繊維もたっぷり摂れて血糖値の上昇もゆるやかになります。アルコールの代謝で失われるビタミンB_1も含まれているので、肝臓の働きをよくし、二日酔いを防ぐのにも役立ちます。

【Eタイプ】忙しすぎて栄養失調⁉ ハードワークドリンカー

仕事が忙しくてゆっくり食べる時間がない、食べる暇さえ惜しい……というとき、とりあえずパンやお菓子を食べたり、片手で食べられるサンドイッチや菓子パンだけで空腹を満たしていませんか？

これでは脂肪を燃やすのに必要な栄養が足りず、また心にも不満だけが残ります。お酒を飲んで食べすぎるのも、その不満を埋めようとしているのかもしれません。

また、**ハードワークで疲れがたまっているときは、内臓も弱っています**。そんなとき、「食べないと体がもたない」とスタミナたっぷりの食事を無理して食べるのは逆効果。消化にエネルギーをとられ、むしろ疲れが倍増するだけです。脳より胃腸に血流が集まり、眠気に襲われ、仕事の効率が落ちてしまうかもしれません。

体も栄養より休息を求めているため、〝余計な食べ物〟は体脂肪として蓄えられてしまうでしょう。

仕事を早く終わらせるため、やせるためには、「食べないほうがいい」という選択肢を持ちましょう。おなかが空いたときは、軽めで消化がよく、栄養が補給できそうなゆで卵やサラダチキン、バナナ、野菜ジュース、豆乳などをつなぎとして摂り、仕事が終わってからゆっくりと食事を摂るようにしましょう。

お菓子やカップ麺などは質の悪い油や添加物が多いだけでなく、脳や体に必要な栄養はほとんど含まれないので、より疲れが増して太りやすくなるでしょう。

栄養ドリンク剤などに頼るのも考えものです。肝臓で処理しにくい合成成分がたっぷり含まれているので、肝臓への負担は倍増します。元気になった感じがするのは、大量に含まれる砂糖のせいで一時的に血糖値が上がるため。これも疲れを増幅させ、太りやすくなってしまうでしょう。

やせるには、消化のよいもの、体を温めるものを食べ、体をいたわることも大切です。疲れているときは無理に栄養を補う必要はありません。まずは胃腸や肝臓を休ませて体調を整えます。体調が回復したら栄養をしっかりプラスして、体脂肪をガンガン燃やすようにしていきましょう。

お酒もなるべく薄めのものを。オススメは、焼酎のお湯割りに梅を入れて飲むこと。梅のクエン酸効果で疲労回復にも役立ちます。

「ドリンカー」と「ドランカー」の違い

いかがでしたか？　自分がやせられない原因に、思い当たるところはあったでしょうか。

ところで、「ドリンカー」と「ドランカー」の違いをご存じですか？　一般的には、ドリンカーはお酒を飲む人、ドランカーは〝酔っ払い〟や〝アルコールに依存している人〟をさします。でも、私の解釈はちょっと違います。

ドリンカーは、「お酒を楽しんでいる人」。

ドランカーは、「お酒を飲んでも心から楽しんでいない人」。

体が健康でなければお酒を楽しむことはできません。また、「太るかな」なんて思いながら飲んでも楽しめないし、お酒にだって失礼です。消化にも悪いし、代謝も落ちます。「ああ、また酔っぱらって食べすぎてしまった……」なんて後悔するのも最悪。これでは〝心の栄養〟にさえなりません。

次章からは、栄養学の視点から、お酒とのつきあい方をお伝えしていきましょう。

［第1章］

飲みたい人こそ「食べてほしい」理由

カロリーを気にしながら飲んでいませんか？

「仕事が終わったあとのビール、これだけが楽しみで……」という方、多いですよね。

ビールに限らず、すべてのお酒には心の緊張を緩めて、リラックスさせる効果があります。だからこそ、1日の仕事が終わって疲れを感じる時間帯になると、お酒が恋しくなるのでしょう。

では、なぜお酒を飲むとリラックスできるのでしょうか。

私たちの脳は、常に休むことなく働いています。とくに仕事中は、仕事の情報を分析・判断したり、スケジュールや人間関係に気をつかったりと、行動・言動の一つひとつまで理性的にコントロールしています。

お酒の主成分・アルコールには、この理性を司《つかさど》る大脳新皮質の働きを鈍らせ、逆に感情や本来の性格、本能などを呼び覚ます働きがあるといわれています。だから、緊張感から解き放たれ、いい気分になるというわけです。

ところが、「お酒を飲むと太る」「体によくない」というイメージがあまりにも強すぎて、心からお酒を楽しむことができない人も多いようです。

お酒を飲みながら「ビール1杯は何kcalだっけ?」「もう1杯飲んだら太るかな?」なんて気にしていませんか?

これでは心からリラックスできませんし、「楽しく飲みたい」という本能と「太るぞ」という理性との間で葛藤《かっとう》が生まれ、かえってストレスが増大したり、悪酔いしてしまうかもしれません。

心の緊張をすっきりリセットして、「また明日から頑張るぞ!」という活力を得ることも、お酒を飲むメリットのひとつです。

健康に気をつけることは大切ですが、カロリーや太ることばかり気にしていると、気分もポジティブにはなりません。

心から楽しんで飲む。これが、お酒を飲むときのポイントです。

「そんなこと言っても、太るのはイヤだから……」という方、そもそも、お酒を飲むと太るというのは本当なのでしょうか。お酒を飲んでいたら、やせられないのでしょうか?

お酒のカロリーは〝むなしい〟カロリー

健康診断を受けてメタボリックシンドローム予備軍と診断されると、「お酒を控えるように」と指導されます。ご丁寧に、お酒の種類別カロリー表が掲載されたパンフレットを渡される場合もありますよね。でも私は、

「お酒のカロリーを気にすることほど、むなしいことはない！」

「お酒のカロリーなんか気にしても、ほとんど意味がない！」

と思っています。

なぜなら、お酒の主成分は水とアルコール。種類によっては糖質を多く含むものもありますが、アルコール自体には、体が必要とするたんぱく質や脂質、ビタミンなどの栄養素はほとんど含まれていません。ですからアルコールのカロリーは〝からっぽのカロリー＝エンプティカロリー〟と呼ばれるのです。

また、アルコールの代謝システムは、ほかの栄養素とはかなり違います。

ふつう、栄養素は小腸から吸収され、肝臓に送られて、必要に応じて全身に運ば

れ、さらに細胞内のエネルギー生産工場である〝TCAサイクル（クエン酸回路）〟に送られて、やっとエネルギーになります。

しかし、アルコールは驚くほど吸収が速く、小腸に限らず十二指腸でも吸収され、あっという間に肝臓へ送られてしまいます。しかも、TCAサイクルを通さずに、最終的に水と二酸化炭素に分解されてしまうのです。

つまり、肝臓がアルコールを完璧に代謝してくれれば、脂肪として蓄積されることはないのです。

もちろん、肝臓の処理能力にはかなり個人差があって、一度にアルコールを代謝できる量には限度があります。そのため、いくら〝からっぽのカロリー〟でも、限界を超えた量を飲めば、余ったカロリーは中性脂肪として蓄積され、体脂肪の原因になってしまいます。

さらに、肝臓がアルコールを代謝するのに忙しくなると、たんぱく質、糖、脂肪、ビタミンなど、ほかの栄養素の処理にまで手がまわらなくなり、全身のエネルギー代謝まで落ちて、太りやすい体質になってしまう場合もあります。

でも、これが重要なポイント。お酒の場合、カロリーが高いか低いかを気にする

より、

「自分の肝臓の能力はどれくらいか？」

「肝臓の限界を超えて大量に飲んでいないか？」

を気にするべきなのです！

食欲にスイッチを入れてしまうお酒

「糖質制限ダイエット」が広く知られるようになり、お酒のカロリーだけでなく糖質の量を気にする人も増えてきました。

確かに、焼酎やウイスキーなどの蒸留酒は糖質ゼロですが、ビールや日本酒、ワインなどの醸造酒には糖が含まれていて、その分カロリーも高めです。そこで最近では、糖質ゼロの発泡酒などが人気を集めていますよね。

でも、お酒に含まれる糖分は、食事で摂る糖の量に比べれば、たいしたことはありません。また、たとえ糖質ゼロの焼酎や日本酒を飲もうと、おつまみや食事で糖をたっぷり摂ってしまったら、まったく意味がありません。

お酒の糖質の量を気にするのもいいですが、一緒に食べるものや、ふだんの食事にも気をつけるようにしましょう。

やせないのをお酒のせいにして、食事の改善をしない言い訳にしていませんか？

お酒だけを飲んで太るということは、まずないはずです。本当にお酒だけを飲んでいるのなら、肝臓を壊してしまい、むしろやせ細っていくはずです。あなたがお酒を飲む人で、太っているとしたら、お酒だけでなく、ほかに飲んでいる飲み物や食べ物に問題があるのかもしれません。

お酒を飲んで楽しくなり、ついつい食べすぎる、ということはないでしょうか？先ほども言ったように、お酒を飲むと理性が抑えられ、本能や欲求が解放されていきます。そのため、もともと食べることが好きな人は、お酒を飲めば飲むほど、ふだん抑え込んでいた食欲に歯止めがきかなくなっていきます。

これが、お酒を飲んで太る本当の理由であり、典型的なパターン。

酔っている人が「全然酔ってないよ」というのと同じで、「それほど食べてない」と曖昧《あいまい》に答える人に限って、自分でも気がつかないうちに、実はかなりの量を食べている場合が多いのです。

「飲んだら食べない人」は、事実を誤認している⁉

「そんなことはない！　お酒を飲むときは、ほとんど食べない主義だ」という人もいるでしょう。

でも、もう一度よく考えてみてください。

ひょっとして、**夜お酒を飲む前に食事をすませていませんか？**　だとすれば、1日3食ではなく、1日4食食べているのと同じことです！

あるいは、**ふだんの食事で食べすぎたり、栄養の偏った食事をしていませんか？**

また、**おつまみを、〝食べたもの〟としてカウントしていないのではありませんか？**

いくら「お酒を飲んだら食べない主義」といっても、居酒屋やバーに行けば〝つき出し〟くらいは出ますよね。少なくともおつまみくらいは注文しているのでは？おつまみは量も少ないし、ちょっとずつ食べるので、「食べている」という意識はなく食べてしまいがちです。

本人にしてみれば、「食べる」というより「つまむ」くらいのつもりかもしれません。でも、おつまみもれっきとした〝食べ物〟です。

在宅勤務で、家飲みやオンライン飲み会などが増えると、おつまみは簡単に手に入るポテトチップスや唐揚げなど、油っこいもの、しょっぱいもの、味の濃いもの、ジャンキーなものになりがち。ミックスナッツも、無添加タイプを選ばないと、〝質のよくない油〟や塩分がたっぷり含まれています。

アルコールの代謝をサポートする栄養が含まれているものならいいのですが、こうした軽めのおつまみは、むしろ肝臓に負担をかけ、アルコール代謝の邪魔をしてしまいます。

しかも、体も心もとくに欲していないのに、ただ惰性で食べているとしたら、それはなんの必要性もない余分なカロリー。体に脂肪をため込むために食べているようなものです。たとえ量は少なくても、食べたものをカウントせずに「食べていない」と思っているとしたら、事実誤認、経歴詐称、あるいは都合のいい記憶喪失というものです！

1軒はしごしたら、プラス1食と数えなさい

また、1軒め、2軒めと、居酒屋やバーをはしごする人も、自分が食べたことを都合よく忘れていたりします。

行く先々で、何かしらつまんでいるのに、お酒を飲んで記憶が曖昧になるのか、「そんなに食べてないよ」「ちょっとつまむ程度に食べただけ」という思い込みで、ノーカウントにしていないでしょうか。

欲しくもないのに、ただなんとなく惰性で食べているだけなら、それはやっぱり、ムダで余分なカロリー。**ムダに食べたものはムダ肉（体脂肪）にしかなりません。**

たとえショットバーで1杯飲んで、ナッツを食べただけでも、はしごをするなら「1軒ごとに1食」とカウントするくらいの意識を持ちましょう。

朝・昼食べて、夜は居酒屋で食事をしながらお酒を飲むだけなら「1日3食」ですが、2軒めに行ったら「1日4食」。さらにはしごをしたら「1日5食」。最後にシメのラーメンを食べたら、「1日6食」です。

もし、1日に6食も食べて、翌日もふつうに3食食べたら太って当たり前。

お酒を飲む・飲まないにかかわらず、いつもより多く食べたら、翌日にその分を調整するのが太らないためのコツです。翌日きちんと調整するためにも、「1軒ごとに1食」とカウントして、〝記憶喪失太り〟を防ぎましょう。

引き算ダイエットではやせない！

いかがですか？　あなたも意外と無意識に食べていませんでしたか？

でも、安心してください。私のこれまでの食事カウンセリングの経験からすると、単なる食べすぎで太ったのなら、やせるのはそれほど難しくありません。食べていたことをしっかり自覚すれば、自然と食事量をコントロールしたり、翌日に調整することができるようになるはず。

あとは、やせるために必要なものを食べればいいのです！

私のカウンセリングのポイントは、**「食べてやせる！　プラス栄養」**の考え方。

私があまりにも「あれを食べましょう」「これを食べましょう」というのでよく驚

かれるのですが、これにはちゃんとした理由があります。

やせたい人はとにかく、カロリーを減らす、糖質を減らす、油を減らす……という、引き算のダイエットをしようとしますよね。しかし、この方法は決して完璧なものではありません。

実際、その人の体質やライフスタイルなどによっては、いくら引き算をしてもなかなかやせないとか、むしろやせにくくなってしまうことが多いのです。

また、引き算ダイエットで、体重は一時的に減ったとしても、体質が変わったわけではなく、太った原因が根本的に改善したわけでもありません。

いつもの食生活に戻れば、また元通り。リバウンドするのは時間の問題です。もう二度と太るのがイヤなら、ずっとダイエットを続けるしかありません。

それとも、一生食べたいものをガマンして引き算ダイエットを続けますか？

あなたが本当に欲しいのは、太りにくくやせやすい体、つまり〝代謝のいい体〟でしょう。ですから重要なのは、持続可能な食改善なのです。

代謝をよくする（＝脂肪を燃やす）には、そのための栄養が必要です。

引き算ダイエットでカロリーや食べる量を減らせば、その分、食事で摂れる栄養も少なくなります。これでは、上手くやせなかったり、やせにくい体になってしまうでしょう。カロリーや糖質量を気にして低カロリー・低栄養なものばかり食べても、同じことになるでしょう。

実はこれこそが「すぐにでもやせてキレイになりたい！」と願う方々がもっとも陥りやすい、ダイエットの落とし穴なのです。さらに、メタボリックシンドロームを気にする中高年の方も、この落とし穴にはまってしまうケースが増えています。

健康になりたい、美しく、格好よくなりたいと願うあまり、肝心の栄養が不足してしまう。その結果、さらにやせにくくなる……。

あなたもこんな〝栄養失調太り〟にはまっていませんか？

忙しいビジネスパーソンに多い〝栄養失調太り〟

常に忙しいビジネスパーソンの場合、「ゆっくり食べる時間がない」「食べることに気をつかう暇なんてない」という毎日の食習慣で栄養失調になり、太りやすくやせにくい体になってしまうことがよくあります。

とにかくおなかが満たされればいいと、ラーメンやうどん、ファストフードなど、手軽に短時間で食べられるものを、かき込むように食べていませんか？

また、昼食を食べるタイミングを逃してしまい、菓子パンを缶コーヒーで流し込むようなことはありませんか？

栄養が偏ったり不足してくると、イライラしたり、怒りっぽくなったり、肝心の仕事に対するやる気や集中力も落ちてきます。また、時間に追われていると、「食べた！」という満足感を得ることができず「食べた気がしない」「そんなに食べていない」という不満だけが残ります。こういう人ほど、1日の仕事が終わってお酒を飲み、心が解き放たれると、食欲を一気に爆発させてしまいがちです。

まずは、しっかり食べて栄養不足を改善しましょう。**心と体が栄養で満たされれば、夜に食欲が爆発することも、お酒を飲みすぎることもなくなるはずです。**

どうしても昼食を食べる時間がなければ、朝しっかり食べるとか、夜に必要な栄養を摂るようにするなど、方法はいくらでもあります。いつもの缶コーヒーを野菜ジュースに替えるとか、時間に余裕がある日にしっかりと食べるだけでも違うはず。

忙しい人ほど、「食べること自体が面倒」とおっしゃいますが、前にも述べたように日常生活の中でかなりのカロリーを消費する行動は、〝食べる〟ことです。

また、食べて栄養を摂り、カロリーを消費するというサイクルをまわしていかなければ、体にたまってしまった脂肪を燃焼するパワーも落ちていきます。それは、パワーがなくてスピードも出ない車と似ています。いくらガソリンを使わないといっても、これではもはや省エネカーとは呼べませんよね。

しっかり食べて〝代謝のいい体〟になるということは、〝仕事のデキる人〟になること。忙しいからと食べることをおろそかにしていると、お酒を楽しむどころか仕事さえ続けられなくなってしまいますよ！

「体にいいもの」を食べれば太らない

食べすぎたら太る。でも、食べないと代謝が落ちて太る。このバランスが難しいところですよね。でも、人間は心と体が連携していて、うまくこのバランスを保とうとします。

前にも述べたように、基本的に栄養には体が欲する〝体の栄養〟と、心が欲する

〝心の栄養〟があります。

お酒を飲むと食欲が抑えられなくなるのも、実は心が栄養を欲しているから。お酒を飲んで心の栄養補給モードにスイッチが入ったら、「食べすぎたら太る」とわかっていても、自力ではなかなかやめられませんよね。

でも、こんなときは、きっと体にも〝何か〟が足りないのです。ここが「プラス栄養メソッド」的に重要なポイント。食べて足りていない栄養をプラスすれば、心も体も満たされていくのです！

ですから、お酒を飲んで食欲が抑えられないときは、むしろ食べることを思いっきり楽しむようにしましょう！

「そんな無茶な」と思うかもしれませんが、実はこれが暴飲暴食の負のスパイラルを脱する唯一の方法です。

ただひとつだけ、条件があります。

それは、「これを食べてやせるぞ！」と自分に言い聞かせながら食べるということ。できれば、食べる前に心の中で呪文のようにつぶやいてみてください。バカバカしいと思うかもしれませんが、これが意外と有効なのです！

人は思った通りになるので、「これを食べたら太る」と思うと脳から「体脂肪を蓄えるホルモン」や「代謝を下げるホルモン」などが分泌され、体を太らせるよう反応します。「これを食べてやせるぞ」と思えば、脳はそれに反応してくれます。もちろん、代謝を上げるメニューをプラスできればさらに理想的です。

心と体が栄養で満たされてくると、「食べた！」という満足感も高まります。また、ふだんから栄養失調気味の人は、ふだんあまり食べない、代謝アップメニューを食べるチャンスになるでしょう。長い目で見れば、代謝の悪い体のまま苦しい努力を重ねるより、ずっと前向きで効率的なはずです。

たまにはハメをはずして食べすぎても、翌日に気分を切り替えて調整すれば問題はありません。また、体にいい栄養はエネルギーに変換されやすいですから、多めに食べても極端に太ることはないでしょう。

ちなみに、この呪文はふだんの食事や間食のときにも有効です。

必死にガマンをするよりも、「食べて脂肪を燃やすぞ！」とメニューを選び、おいしく楽しく食べるようにしましょう。

糖質オフのビールは、本当に太らないのか

食事なら「体にいいものを摂る」ということが重要ですが、お酒はどうなのでしょうか。どうせ飲むなら、少しでも体にいいお酒を飲むようにと考えますね。

最近のお酒で気になるのが〝糖質オフ〟のビールや日本酒などです。いわゆる第3のビールは、発泡酒よりさらに低税率・低価格のビールとしてかなり売れましたし、糖質オフやゼロと書かれたものはその後も続々と発売され、売り上げを伸ばしています。

でも、ビールや日本酒など、もともと糖質の含まれるお酒を〝糖質オフ〟にし、本物のような風味や喉ごしにするためには、〝なんらかの添加物〟を使う必要があるでしょう。

確かに、同じ値段で2倍の量が飲めるとしたら、すごくお得な気がしますが、肝臓への負担が2倍ですむとは限りません。アルコールだけでも肝臓には負担なのに、さらに添加物を分解するという負担が重なります。純粋なお酒のほうが体への負担

は軽いはず。

また、ジャンクフードがクセになるのと同じで、加工されたものは、純粋なものより習慣化しやすいというのも気になるところ。安いからと油断してかえって量が増えたり、カロリーオフ・糖質オフだから平気だと思ってつい飲みすぎてしまったら、あまりお得な結果にはなりませんよね。

私は基本的に、その人が安心して楽しく飲めるなら、それが一番だと思っています。ただ、「ふつうのビールを飲んで、ふつうに食べていた頃のほうがやせていた」という事態が起きないよう願っています。

魂のこもったお酒ほど、太りにくい⁉

ドイツには、「ビール純粋令」という法律があるそうです。

この法律がビールと認めるのは、原材料に大麦麦芽とホップだけを使用してつくったもの、つまり「純ビール」だけ。さすが、ビール大国ドイツ。ビールに対する愛とこだわり、プライドを感じますよね。

一方、日本の場合、副材料として米やコーンスターチを使うことが認められていて、その使用量が麦芽量の2分の1を超えなければ、ビールとして認められます。

また、日本酒（清酒）の場合も、米と米麹《こめこうじ》だけでつくった〝純米酒〟だけでなく、醸造アルコールを加えた〝本醸造酒〟や、糖類や酸味料を加えた〝一般清酒（普通酒）〟、さらに添加物を加えた〝合成酒〟まで、すべて〝清酒〟として認められています。

このように、〝純〟という文字を取り外せば、そして生産効率や価格を重視すれば、いくらでも大量に、短期間にお酒をつくることができます。〝第3のビール〟も、そんな私たちのニーズからつくられたお酒なのです。

「酒は〝人がつくる〟というより、自然の摂理に従い、自然が求めるままに〝つくらされるもの〟」というお話を、ある日本酒の杜氏《とうじ》さんに聞いたことがあります。

それほどのこだわりとプライドを持ってつくったお酒なら、さぞかしおいしいに違いありません。

ですから、もし「今日は何を飲もうかな」と迷ったときは、できるだけ〝純粋なお酒〟〝つくり手の魂がこもったお酒〟を選ぶようにしましょう。

1滴1滴が愛しく感じられ、たくさん飲まなくても満足できそうですよね。そのほうが、太る心配もなさそう。貴重なお酒を大事に飲むという楽しみ方もまた、太らない秘訣なのです。

あなたの生き方が、あなたの体をつくっている

脂肪1gを燃焼させると、9kcalのエネルギーをつくることができます。でもこの数字、どうやって算出したものかご存じですか？　人体で実験するのは難しいため、基本的には空気中で脂肪を燃やし、使われたエネルギー量を測定しているのです。

当然ですが、実際に人間の体内にある脂肪を燃やすのは、マッチで火をつけて燃やすように単純ではありません。脂肪を燃やすにはそのための栄養が必要だということは、もうおわかりいただけましたよね。でも、それだけではありません。

胃腸の調子がよくなければ、せっかく摂った栄養を充分に吸収することができません。また、体が冷えていないか、ホルモンの状態はどうか、筋肉量が多いか少ないか、睡眠が足りているかなど、さまざまな条件によって効率は変わります。

「水を飲んでも太る」ということはあり得ませんが、体のコンディションや生活習慣によっては、「食べてないのに、ちっともやせない」ということも、充分あり得るのです。

このように、**私たちの体は、私たちが食べたものや生活習慣によってつくられています**。さらに言えば、〝その人の生き方が、その人の体をつくっている〟と言っても過言ではないでしょう。

よく「生活習慣を改善しよう！」といわれますが、仕事が忙しい人に「規則正しい生活を」とか、「1日1時間のウォーキングを」というのは多分無理。現実からあまりにもかけ離れた生活改善法では、最初からやる気も失せるはずです。

ですから、生活をガラリと変えてくださいとは言いません。ただ、**食事や生活習慣を見つめ直し、もっと自分の食べるべきものを知ってほしい**のです。あなたが太った本当の原因は、必ずその中にあるはずです。

これを知っているのと、知らないのとでは、大違い！

なぜなら、生活を変えられなくても、自分の気持ちが変わってくるからです。

胃腸の調子が悪いから、おなかにやさしいものを食べよう。体が冷えているから温かい飲み物を飲もう。疲れ気味だから元気が出るものを食べよう……。

そんな気持ちになったら、しめたもの！

こんなふうに、自分を気づかうことができれば、自分に必要な食べ物がわかってきます。すると、食事の内容や生活、体は自然と変わっていくでしょう。無理にではなく、あくまでも〝自然に〟。これが重要なのです。

〝規則正しく〟食べないほうがいい？

世の中にはさまざまな健康情報があふれています。

「1日3食、規則正しく食べましょう」「朝食はきちんと食べましょう」ということも、よくいわれます。

でも、本当にそれが正しいのでしょうか。

そもそも、日本人が1日3食食べるようになったのは、江戸時代に入ってからだといわれています。もっともそれは裕福な武家や公家の人たちだけで、一般庶民が1日3食食べられるようになったのは、明治も後期に入ってからです。

しかもそれ以前の庶民は、日の出とともに起きて水をくみ、田畑で働き、日没とともに眠るような暮らしをしていたはず。食事も、何時になったから食べるというリズムではなく、空腹で倒れたりしないように、効率よく働けるよう、体のリズムに合わせたタイミングで食べていたのではないでしょうか。

現代人の生活リズムは、その人の仕事や環境によって個々に違います。夜遅くまで働く人に、「夜9時以降に食べると太りますから早めに食べてください」と言っても、無理な人には無理。夜中にご飯を食べる人に、「朝食をしっかり食べましょう」と言うのは、むしろムダに食べすぎてしまうことになるかもしれません。

また、その日によって体力の使い方も違うわけですから、毎日同じ時間におなかが空くとは限りませんよね。

ですから私はふだんのカウンセリングでは、**「食べたくないときは食べないほうがいい」「食べたいときは食べたほうがいい」**とお話ししています。

食欲は人間の本能です。〝腹時計〟という言葉がありますが、食べる必要があるときは、本能でわかるはずなのです。

ですから、具合が悪いときは食欲がなくなるし、食べすぎた翌朝は朝食を食べる気がしないのが当たり前。「1日3食規則正しく」という腹時計を無視したリズムに合わせようとするから、本能が鈍ってしまうのです。

食べたくないのに朝食を食べたり、空腹でもないのに時間だからと昼食を食べたりするのは、本能を無視した食べ方で、これこそが食べすぎです。

本来、食べるタイミングも食べるべき量も、あなたの本能が、おなかが教えてくれるはず。**「食べたいときが、食べるべきとき」**です。

1日2食でも4食でもいいし、夜中に夕食を食べてもいい。仕事が忙しければ、昼は無理に食べずに飲み物などでつないでおいて、仕事が終わってからしっかり食事をしてもいいのです。

他人から見て〝不規則〟でも、あなたにとってはそれがもっとも規則正しいはず。本能が鈍っていなければ、どんなに好きなものでも「このくらいの量でいいや」というのが理屈でなく感覚でわかり、食べすぎることもなくなるはずです。

他人が考えた〝常識〟に惑わされて、ガマンしたり、無理に食べたりしないこと。これも、ダイエットのコツのひとつでしょう。

肥満にストップをかけるのは〝今〟しかない！

若い頃はやせていたのに、今は別人のように太ってしまった。昔はいくら食べても太らなかったのに、今はメタボ体型でカロリーを気にしながら食べている。いったいいつからこんなふうになってしまったのか……。タイムマシンがあったら、昔の自分に「太るから気をつけて！」と伝えたくなりますよね。

メタボ健診は40歳以上が対象ですが、40歳になったら誰でも急に太りはじめるわけではありません。20代でも社会人になったのをきっかけに、急激に太りはじめる人は多いはずです。また、突然起こった社会環境の変化で、テレワークするようになって徐々に太ったという人もいるでしょう。

とくに元体育会系の人の場合は、若いときにつけた筋肉が多ければ多いほど、基礎代謝量（じっとしていても消費されるエネルギー量）も多く、社会人になって運動量が減っても、しばらくはその〝貯金〟で太らずに体形を維持していけます。

ところが、頑張って仕事を覚えて、ある程度責任ある仕事を任されはじめる頃になると、上司とのつきあいや接待も増え、お酒の量や食事量も増えていきます。同時に運動不足が重なり、若い頃の〝貯金〟も減ってきて基礎代謝も落ちてきます。こうして太りはじめるのが、ちょうど30歳前後。メタボへの第1関門と言えるでしょう。

さらに部下もでき、ますます責任が重くなってくると、今度はストレスでお酒を飲んだり、つい食べすぎたり。これが第2関門。

また、時期は人それぞれですが、結婚も大きなターニングポイントになります。〝幸せ太り〟と言いますが、今まで朝食など食べる習慣がなかった人が朝食を食べるようになったり、夜遅く帰ってもしっかり夕食が用意されていたり……。

こうして、**ひとつの関門を超えるごとに、「スリムな自分」が過去のものになっていく**のです。

メタボリックシンドロームの怖さは、内臓脂肪の蓄積をきっかけにして、まるで〝ドミノ倒し〟のように糖尿病、脂質異常症、高血圧、動脈硬化などの病気が次々と、しかも複数同時に発症・進行しはじめるというところにあります。

仕事をしていれば、生きていれば、必ずいくつもの関門に突き当たります。そして、一度ドミノが倒れはじめたら、止めるのはかなり難しくなりますから……。思い立った〝今〟こそ食事や生活を改めなければ、次から次へとドミノが倒れてしまうのです。

ちょっと脅かしすぎたでしょうか？　でも、これが事実です。

20代の人も、50代の人も、「太ったな」「いつまでもお酒を楽しみたいな」と思ったら、〝今〟このときこそが絶好のタイミング。そして早ければ早いほど、あとが楽！　長く健康的に人生とお酒を楽しめるでしょう。

今なら、食事の内容や食べ方を変えるだけで、ドミノ倒しを止められるかもしれません。最初のドミノが倒れる前に、できるだけムダな体脂肪を落とし〝代謝のいい体〟をつくっておきましょう。

［第2章］

飲むか、飲まれるか。それが問題だ

人類とともに歩んできたお酒の歴史

お酒の歴史は、人類の歴史より古いといわれます。

地球初のお酒は、たとえば、樹木などから落ちた果物が自然発酵してできたものだったかもしれません。今も、そうしてできた自然のお酒を、虫や小動物は飲んでいるはずです。人類がお酒と出合ったのは、多分まったくの偶然。小動物たちが飲んでいたお酒を発見したとか、貯蔵していた果物などが自然発酵したものを偶然発見したとか、きっとそんな感じでしょう。

でも、出合ったあと、人類がお酒に傾けてきた情熱には、本当に関心させられるものがあります。

文献に登場する一番古いお酒はワイン。紀元前5000〜4000年頃の出来事を物語にした世界最古の叙事詩『ギルガメシュ叙事詩』には、すでに赤ワインと白ワインの両方をつくっていたことが記されています。

次に古いのは、なんとビール。やはり紀元前4000年頃のシュメール人の板碑に、小麦を脱穀してビールをつくる様子が描かれています。

つまり、人類は少なくとも6000〜7000年以上前からお酒をつくり、飲んできたのです。しかも、より優れた酒造法の研究・開発・改良を追究するだけでなく、より酒づくりに適した原料の生産・改良にも熱心に取り組んできました。

人類の長い歴史を見ても、これほど全世界が情熱を傾け、愛され続けてきた加工食品は、おそらくほかにないでしょう。改めて世界中のお酒を見てみると、どれもその国、その地域の主要な農作物が原料となっていて、その土地の農業や気候風土、生活様式や文化とともに発展し、人々の生活の中に根づいたものばかりです。

そんなお酒が「体によくない」「太る」というネガティブなイメージになってしまった現代社会は、やっぱりどこかおかしい気がします。

人はもっとうまくお酒とつきあっていけるはずなのです。

お酒には〝体の適量〟と〝心の適量〟がある

〝酒は百薬の長〟といわれます。お酒好きにとっては、ありがたいフレーズですね。

実際、お酒と健康に関する研究は世界中でおこなわれていて、「毎日ビールを適量飲み続けている人は、心筋梗塞が起こりにくい」「まったく飲まない人より、毎日適量を飲む人のほうが生存率が高い」など、〝百薬の長〟を裏付ける研究も数多く報告されています。

ただし、これはあくまで〝適量〟を飲んだ場合の話。ビール500㎖缶1本とか、日本酒1合、ワイン2〜3杯程度です。「その量で満足できるのか？」というと、これは人によってさまざまですよね。

私としても、この適量論には疑問を感じています。

そもそも、肝臓のアルコール代謝能力は、人によってかなり大きな差がありますし、同じ人でも、そのときの体のコンディションや飲み方によって変わります。なのに、皆同じ〝適量〟というのはおかしいと思いませんか？

栄養学的に見ても、アルコールの代謝効率は、「ふだんの食生活でいかに栄養を摂っているか」「お酒を飲むとき、どんなものを食べるか」によって、かなり違ってきます。食べることを無視してお酒の〝適量〟を語るのは、どうでしょうか？

また、〝心の適量〟という考え方もあります。

お酒はそもそも〝心の栄養〟です。心が満足したり、リラックスできる量は、そのとき抱えているストレスのレベルや種類、心の状態によってかなり違うはず。ちょっと飲んで満足できるときもあれば、酔っぱらってしまわないと心が解き放たれないときもありますよね。そこをガマンしてストレスを爆発させ、急性アルコール中毒になったり、食欲が暴走して太ったりしたら、何にもなりません。一般にいわれる〝適量〟ではガマンできず、「どうせ守れないよ」と飲みたいだけ飲むのも問題ですが……。

一般的な適量にとらわれすぎる必要はありませんが、**飲む前に、そのときの自分の〝体の適量〟と〝心の適量〟を、きちんと見極めましょう。**両方のバランスがうまくとれる人を、世間では〝大人〟と呼ぶのです。

「前よりお酒に強くなった」は勘違い？

〝体の適量〟を考えるとき、よく「お酒に強い」とか「弱い」という言葉が使われます。要するに、お酒に酔いやすいか、酔いにくいか、どれくらい飲めるか、ということですね。

でも、それだけで自己判断するのはちょっと危険かもしれません。

アルコールは、肝臓に入ると〝アルコール脱水素酵素〟という酵素によって〝アセトアルデヒド〟という物質に分解されます。そしてさらに、〝アセトアルデヒド脱水素酵素〟という別の酵素で酢酸《さくさん》に分解されます。この酢酸が全身に送られ、筋肉や脂肪細胞で二酸化炭素と水に分解されて、息や尿となって体外へ排出されるというわけです。

ここで注目したいのは、〝アセトアルデヒド〟です。

アセトアルデヒドには、強い毒性があります。お酒を飲んで赤くなるのも、頭が痛くなったり、吐き気がするのも、ほとんどの場合、アセトアルデヒドが原因です。お酒に強い人は、アセトアルデヒド脱水素酵素をたくさん持っているか、強い酵素を持っている人と言えるでしょう。

アセトアルデヒド脱水素酵素をどれくらい持っているかは、生まれたときから遺伝的に決まっています。訓練しても増えるわけではありません。ですから、「最近、お酒に強くなった」というのは、ちょっと怪しい発言かも。

厳密に言えば、アルコール分解にかかわる酵素のひとつに、MEOS（ミクロゾーム・エタノール酸化系）と呼ばれるものがあって、飲酒の量や頻度が多くなるほど活性化し、アルコール代謝がよくなります。しかし、MEOSが活性化するのは、肝臓そのものが壊れるほど飲んだときだけです。

つまり、「お酒に強くなった」というのは勘違いで、肝臓が壊れてしまい、アルコールがきちんと分解されないまま肝臓をスルーしているだけのこと。

アルコールがきちんと分解されないということは、大量に飲んでも大量のアセトアルデヒドができないということ。だからたくさん飲んでもなかなか酔わないし、赤くなりません。涼しい顔でいくらでも飲めるだけなのです。

「もともとお酒に強い」という人の肝臓にも、同じことが起きているかもしれません。本当に「もともと強かった」としても、年齢を重ねていけば、肝臓の代謝能力は徐々に低下します。しかも、**飲酒歴が長いほど、肝臓の能力は低下していきます**。

ずっとお酒に強いままということは、あり得ないのです！

「お酒に強い」「強くなった」と思っている人ほど、そのツケは、必ず体のあちこちに出てきます。アルコールのせいで肝臓やそのほかの臓器に負担をかけ、病気になるのは、お酒に弱い人より、むしろ強い人。決して過信しないでくださいね！

こんな人には無理矢理飲ませてはいけない

「日本人は遺伝的にお酒に弱い」という話は有名です。

日本人の約半数は、アセトアルデヒド脱水素酵素をもともと持っていないか、その働きが弱いといわれています。

この遺伝的な性質は日本人などモンゴロイド系特有のもので、アフリカ系やヨーロッパ系の人種には見られません。しかも、先進国の中では日本人がもっともお酒に弱いとされています。

なんだかとても不公平な気がしますが、それでも、男性はまだマシです。

女性はもともと、男性よりアセトアルデヒド脱水素酵素の活性が弱く、女性ホルモンにはアルコール代謝を抑制する働きがあります。そのため、女性は男性より少量のアルコールで、しかも短期間で、肝障害やアルコール依存症になりやすいのです。

ですから男性の皆さま、女性には決して無理矢理飲ませたりしないように！

実は、女性がお酒に弱いというのにはもうひとつ、〝男性よりも体重が軽いから〟という理由があります。あまりにも単純な理由で驚いてしまうかもしれませんが、事実、体重が重い人と軽い人では、重い人のほうが血中アルコール濃度が低くなるため、酔いにくいのだそうです。

ということは、太っているほうが酔いにくい、お酒に強いということでしょうか？

残念ながら、答はノー。同じ体重でも、体脂肪と筋肉の量で話は変わってきます。アルコールは体内の水分に拡散します。つまり体水分量が少なく体脂肪が多いと、アルコール濃度が高くなります。そのため、体脂肪の多い人ほどお酒に強くありません。ですから、太って体脂肪率が高くなっているとしたら、太る前よりお酒に弱くなっているはず、と理論上は考えられます。

しかも、同じ体脂肪でも、「内臓脂肪」が多いと、脂肪細胞から分泌される悪玉物質が増え、ますます太りやすくなり、動脈硬化や糖尿病にもなりやすくなります。

同じ量を飲むなら、太っていないほうがお酒にも強く、安心してお酒を楽しめると言えるでしょう。

アルコールは体の中を駆け巡る

酔ってくると「酒がまわってきたな」などと言いますが、アルコールが体に入り、血液中のアルコール濃度が上がるまでには、30分から1時間くらいかかるといわれています。

でも、このときはまだ、陽気になる程度。このあと、アルコールが肝臓に入って分解がはじまり、アセトアルデヒドがつくられはじめると〝ほろ酔い気分〟になり、飲み進むにつれて、話し方が変わる、声が大きくなる、ふらつく……といった状態に変わっていきます。

もし、肝臓に入ったアルコールが完全にアセトアルデヒドに分解され、さらに酢酸に分解されたら、それほど酔うことはありません。遺伝的にお酒に弱いか、たくさん飲んでしまうから、酔いがまわってくるのです。

その仕組みはこうです。肝臓で分解しきれなかったアルコールやアセトアルデヒドは、血液と一緒に心臓に送られて全身を巡り、再び肝臓、心臓へと循環していきます。こうして**2度、3度、4度とアセトアルデヒドが全身を巡るうち、酔いが深まっていく**というわけです。

ちなみに、「いろいろな種類のお酒をチャンポンすると二日酔いしやすい」というのは、誤解。どんな種類のお酒も、アルコールが分解されれば同じアルデヒドになります。お酒の種類を替えると、気分が変わってさらに飲み続けてしまうため、二日酔いしやすいといわれるのではないでしょうか。結局は、単純に量の問題のようです。

では、アルコールが分解されるのに、どれくらい時間がかかると思いますか？多少の個人差はありますが、アルコール分解速度は、1時間に約10㎖といわれています。

この指標から計算すると、ビール500㎖に含まれるアルコールは約25㎖ですから、分解するのにかかる時間は約2時間半。500㎖の缶ビールを3本飲むと、7時間半かかることになります。実際には、お酒だけでなく、おつまみも食べるわけですし、代謝にはさまざまな要素が絡んでくるので、これは参考程度と考えるほうがいいかもしれませんね。

ただ、少なくとも「たくさん飲めば、分解にそれだけ多くの時間がかかる」「朝方まで飲み続けていたら、酔っぱらったまま出勤することになる」ということは明らかです。

「自分にとってお酒の〝適量〟はどれくらいか？」を考えるときは、肝臓の能力だけでなく、翌朝、何時頃すっきりしていたいか、何時からシャキッと仕事をしなければならないかを考え、逆算するのもいいかもしれません。

また、長時間飲み続けたり、大量に飲んだりすると、肝臓も疲れてきます。アルコールをしっかり代謝して二日酔いを防ぐためには、肝臓をリカバリーすることも大切。そのために重要なのが睡眠です。

睡眠時間が短いと、翌日もアセトアルデヒドが体内に残りがちです。「眠る間も惜しんで飲む」のはやめて、睡眠をとる時間もきちんと考えて飲みたいものです。

二日酔いのときは、脳も脱水状態に！

一般的には、二日酔いの原因もアセトアルデヒドだといわれています。しかし、二日酔いの時点では、血中のアセトアルデヒド値はかなり下がっていることが多いので、どうやらほかにも原因がありそうです。

たとえば、二日酔いのときの激しい頭痛。あれは、アセトアルデヒドによる中毒だけでなく、脳細胞が水分を失い、急速に縮むことで起きる、という説があります。

確かに、アルコールには利尿作用があるため、お酒を飲むと体が脱水状態になります。そのとき、脳細胞も脱水状態に陥っていたとしても、不思議ではありません。

また、二日酔いのときのだるさや疲労感。これは、お酒のせいで低血糖になったり、肝臓でのアルコール分解で大量のビタミンB_1を消費してしまうのが原因です。

二日酔いは、このような条件が複合的に絡み合って起こります。

とにかく**水分をしっかり摂ること**と、お酒を飲むときだけでなく、**日頃から血糖値が極端に上がり下がりしないような食生活を心がけること**。さらに**ビタミンB群をしっかり摂って代謝のいい元気な体をキープしておくこと**が大切なのです。

また、二日酔いをするほど飲んでしまったら、ぜひ肝臓に休息を！

肝臓はすばらしい再生能力を持っていて、たとえお酒の飲みすぎで細胞がダメージを受けても、すぐに再生しようとします。しかし、どうしても再生できず死滅する細胞が増えてくると、ところどころに死滅細胞の固まりができて蜂の巣のようになり、肝臓自体も硬くなっていきます。

それでも、文句も言わずに懸命に働こうとするのが、〝沈黙の臓器＝肝臓〟のけなげなところ。

でも、正常な細胞が80％、90％に減ってしまった状態で、100％のときと同じ仕事量をこなそうとしたら、どうなるでしょう。肝臓にはより大きな負担がかかり、「また死滅細胞が増える→より負担が大きくなる→死滅細胞が増える」という悪循環に。だからこそ、**休肝日が必要**なのです。

ですから、〝迎え酒〟は、もちろん絶対にタブー。

アルコールのせいで血流がよくなり、気分も高揚するので元気になったような気がするかもしれませんが、これは肝臓へのパワハラでしょう。

せめて二日酔いしたら翌日は飲まないとか、量を少しにするとか、肝臓をちゃんと休ませてあげましょう。これも、二日酔いを防ぐポイントのひとつ。肝臓のアルコール代謝レベルを維持し、長く頑張ってもらうためには大切なことです。

シメのラーメンは、脳に食べさせられていた⁉

飲んだあと、「シメはやっぱりラーメン！」という人も多いでしょう。ただのラーメン好き、単なる大食い……と片づけられがちですが、栄養学的に見れば、これは当然の流れ。体の欲求に対してとても素直な行動なのです。

お酒を飲むと、肝臓のグリコーゲン（糖質）が燃焼され、体温が上昇します。すると、脳は「もう糖はいらない！」と判断し、糖をどんどん脂肪として蓄え、新たな糖を取り込むのをやめてしまいます。そのため、お酒を飲んだあとは低血糖になりやすくなります。そこで、糖を補給しようと、炭水化物が欲しくなるのです。さらにアルコールで脱水気味になるので、どうしても水分の多い汁物が欲しくなります。というわけで、ラーメンが食べたくなる。ただ、人によっては、焼きそばやご飯が欲しくなる人もいますし、甘いものが欲しくなる人もいます。

私のクライアントにも、飲んだ帰りは必ずコンビニへ寄り、アイスやシュークリーム、プリンなどを大量に買い込んでしまう方がいます。「ふだん甘いものをガマンしているから、お酒を飲むと欲求不満が爆発しちゃう」と自己分析していますが、おそらく、低血糖の影響も大きいでしょう。

そもそも**太ってしまうのは、食べて一気に血糖値が急上昇し、取り込みきれなくなった糖を脂肪としてため込んでしまうのが大きな原因です。**

また、血糖値が急上昇すると大量にインスリンが分泌され、今度は一気に血糖値が下がってまた食欲が湧いてきます。この悪循環が続くと、メタボに！

ラーメンが食べたくなるのも、甘いものが食べたくなるのも、メタボの罠《わな》です。

太りたくなければ、せめてサラサラッとお茶漬けを食べるくらいにしたいものです。

「どうしてもラーメンが食べたい！」という場合には、血糖値が急激に上昇しないよう、メンマやモヤシから先に食べるとか、お酢をかけて食べるとか、少し麺を残すなど工夫をしましょう。ラーメンを食べる前に、野菜ジュースを1本飲んでおくというのも、オススメの方法です。

また、同じラーメンでも、カップラーメンはできるだけ控えましょう。インスタント食品には、質の悪い油や添加物が含まれているので、それを解毒するために肝臓にさらに負担がかかります。疲れた肝臓にとって、これではまさに踏んだり蹴ったり。二日酔いが悪化したり、肝臓を壊す原因になるので、ご注意を。

お酒と炭水化物は二者択一で

「シメはラーメン！」という人とは正反対に、「お酒を飲むときは炭水化物を摂らない」という人もいますよね。

これには私も賛成です。お酒をたくさん飲んで、さらにガッツリと炭水化物を食べたら、さすがに糖質の摂りすぎです。**お酒か炭水化物、どちらか1つにしたほうがよい**でしょう。ただし、炭水化物を摂るのをやめたとしても、太る可能性がチャラになるわけではありませんから、そこは勘違いしないでくださいね。

たとえば、ご飯には糖質（炭水化物）のほかに、微量ながらビタミンやミネラル、植物性たんぱく質や食物繊維も含まれています。でも、お酒を飲んで摂れる栄養は、せいぜいポリフェノールくらいで、ほかの栄養素はほとんど期待できません。

また、人間の体は、食べた量に応じて消化や代謝の能力が上がるようにできています。ところが、お酒は吸収が速いので消化も代謝も上がりません。

そして〝食べる〟こと自体も、エネルギー消費量が大きい行動なのです。炭水化物でなくお酒を選ぶと、顎や胃腸を動かさない分、エネルギー消費量は少なくなります。

つまり、もしお酒と炭水化物のカロリーがまったく同じだとしても、炭水化物を摂ったほうが体にいいし、太りにくいというわけです。

お酒を飲んだ分をチャラにしたければ、炭水化物を食べないだけでなく、おつまみでしっかり栄養を摂るとか、サキイカなどをしっかり噛んで食べるなど、代謝を上げる工夫をしましょう。

アルコールで腸内環境が乱れる

「お酒を飲むと、おなかを壊す」ということ、ありませんか？

日頃から便秘気味の人で、「お酒を飲むと翌朝おなかがすっきりする」という人もいますよね。でも、アルコールは腸内環境をよくするわけでも、胃腸の働きをよくするわけでもありません。むしろ、その逆。

ふつう、胃は消化するだけで何かを吸収することはないのですが、アルコールだけは別です。アルコールは吸収が速いので、飲んだアルコールの10～20％は胃粘膜からも吸収され、その残りが十二指腸や小腸などから吸収されます。そのため、**すきっ腹で飲んだり、アルコール度数の高いお酒を飲んだり、大量に飲むと、胃腸の粘膜は荒れてしまいます。**

極端な言い方をすれば、大量のアルコールは麻酔のように胃腸の働きを鈍らせ、消毒液のように腸内の悪玉菌と善玉菌にダメージを与えてしまうことになります。その結果、おなかがゆるくなってしまうのです。

とくに注意していただきたいのは、男性です。

女性の3人に2人は便秘系といわれていますが、男性はどちらかといえば、下痢系。最近では、アルコールの飲みすぎや食生活の乱れ、ストレスや長時間労働、睡眠不足などが原因で自律神経が乱れ、便秘と下痢を繰り返すタイプも増えています。いわゆるストレスによるお通じの乱れはどちらかといえば女性のほうが多いのですが、男性の場合、アルコールのせいで過敏性腸症候群を悪化させている人も多いようです。会社へ向かう通勤の途中でトイレに駆け込む……という経験はありませんか？

また、二日酔いがなかなか抜けない、回復したと思ったら昼頃になって突然二日酔いがぶり返した……ということはありませんか？

お酒を飲んで胃腸の働きが悪くなると、食べたものと一緒にアルコールが胃腸の中に長く残り、かなり時間が経ってから、じわじわと吸収されはじめる……ということもあります。これでは、二日酔いというより〝二度酔い〟ですよね。

空腹のままお酒を飲まないようにするとか、**つまみにぬか漬けやキムチなど、消化を助ける酵素たっぷりの発酵食品を食べる**ようにして、おなかの調子を整えましょう。ひどい下痢は二日酔いより苦しいかもしれませんし、脱水状態をさらに悪化させてしまいます。

冷えは酒飲みの大敵

お酒には、血管を拡張し、血行をよくするという働きもあります。ところが、飲みすぎるとむしろ体を冷やしてしまうこともあるのです。

たとえば、お酒を飲むと血中アルコール濃度が高くなってきます。すると、**血管は水分を取り込んでアルコール濃度を薄めようとします。これがむくみの原因になり、体を冷やす原因になってしまうことも。**

また、お酒を飲むと脱水状態になりやすいため、私たちは水分をたっぷり摂ろうとしますが、**冷たいものを飲みすぎると、これも冷えの原因になります。**

もちろん、チューハイやロック、水割りなど氷の入ったお酒はさらに体を冷やします。女性の皆さんは、冷えやむくみが、下半身太りや代謝を下げてやせにくくなる原因になることをよくご存じでしょう。これと同じで、男性も体が冷えれば脂肪がつきやすくなるのです。

また、朝起きたら、顔がむくんでパンパンになっていた、ということはありませんか？　こんなことを繰り返していると、顔にもだんだん脂肪がついていきます。若い頃のすっきりとしたフェイスラインが、どんどん丸くなってしまいますよ！

夏に飲む冷たいビールは最高ですが、できれば体を温めるつまみを食べるとか、飲んだあとは温かいみそ汁やお茶を飲むなど、できるだけ体を冷やさないようにしましょう。寝るときも、冷房を強めにかけて寝たり、裸のままで寝るようなことのないように！

二日酔いの臭いは、加齢臭と同じだった⁉

さて、今や中高年男性だけでなく、女性も若いうちから〝加齢臭〟を気にする人が増えています。自分の臭いは自分では気づきにくいので、余計に気になりますね。

その原因として注目されているのは、〝ノネナール〟という物質です。

40歳を過ぎると、皮脂の中に〝9-ヘキサデセン酸〟という名の不飽和脂肪酸が急速に増えはじめます。これが酸化したり、皮膚の常在菌によって分解されたりして発生するのがノネナールです。

たとえ9-ヘキサデセン酸が増えても、酸化しなければそれほど強烈に臭うことはありません。ところが、もともと私たちの体が持っている〝酸化に対抗する力＝抗酸化力〟は、歳を重ねるごとに低下していきます。同じ年齢でも加齢臭がする人としない人がいますが、これは抗酸化力の違い。もっと言えば、若さの違いと言えるでしょう。

実は、**大量にお酒を飲むと、老化を促進するホルモンが分泌されるといわれています。お酒の飲みすぎは、加齢臭の原因にもなる**というわけです。

そしてもうひとつ、問題なのは、加齢臭の原因となるノネナールは、不飽和アルデヒドというアルデヒド（有機化合物）の一種だということ。そして、アルコールが分解されてできるアセトアルデヒドも、アルデヒドの一種。

つまり、**二日酔いの臭いと加齢臭は、よく似ているのです。**「酒臭い」のはアルコールの臭いですが、二日酔いの臭いはカビ臭いチーズのような、すえた独特の臭い。加齢臭もこんな感じなのです。電車の中などで二日酔いの臭いがするのもイヤですが、それを加齢臭と勘違いされるのも、あまりいい気分ではありませんね。

加齢臭は、緑黄色野菜や果物など、抗酸化物質を多く含む食品を食べる、脂質や糖質を摂りすぎないようにすることで、ある程度防ぐことができます。でも、二日酔いの臭いはお酒を飲んだら防ぎようがありません。

口臭予防のタブレットやスプレーもありますが、二日酔いの臭いに対する効果はあまり期待できません。加齢臭を気にする方は、二日酔いにもご用心！

アルコール代謝に必要なビタミンB群をたっぷり含む豚肉や豆類、アセトアルデヒドを解毒するビタミンC、さらに抗酸化成分をたっぷり含む緑茶や野菜ジュースなどをできるだけ飲むようにしましょう。

「飲みすぎると脳が溶ける」は本当か

人間、生きていればいろんなことがあるわけで、お酒を飲む人なら、失敗談のひとつやふたつはあるでしょう。笑ってすませられることや、反省して立ち直れるなら、それも人生勉強というものかもしれません。でも、お酒のせいで日常生活にまで支障をきたすようになっては困りますよね。

「ゆうべは2軒めあたりから、覚えてないんだよな」

こんなことがよくあるとしたら、もうかなり危険な状態かも。

お酒を飲んで記憶をなくすことを〝ブラックアウト〟と言いますが、これは、脳がダメージを受けている証拠で、**肝性脳症やアルコール性認知症など、さまざまな脳障害へのプロローグ**なのです。アルコールで脳そのものがダメージを受けたり、血管がダメージを受けて梗塞などができてしまうと、脳細胞が死滅していき、脳は徐々に小さく委縮《いしゅく》するといわれています。

たとえば、アルコール性認知症の人の脳をMRI（磁気共鳴画像装置）で見てみると、まるで脳が溶けたかのように縮み、ぽっかりと黒いスキマができています。

では、どのようにしてここまで進行してしまうのでしょう。

いわゆる大酒飲みタイプの場合、脂肪肝→慢性肝炎→肝硬変→肝性脳症やアルコール性認知症と進行していくのが典型的なパターンです。でも、肝臓にまったく異常がなくても、脳に異常が起きることは珍しくありません。

お酒を飲むと、理性を司る大脳新皮質の働きが鈍って、いい気分になります。さらにお酒を飲み続けると、脳のほかの部分まで麻痺《まひ》しはじめ、小脳が麻痺すると足元がふらついたり、吐き気がしたりします。さらに麻痺が進むと、ブラックアウトが起こります。

このとき、考えられない行動をするとか、非常識なことをするとは限りません。ごく常識的なふるまいができたとしても、2分くらい前のことしか覚えていられないのです。この段階を過ぎてもまだ飲んでいると、脳全体に麻痺が広がり、呼吸や排泄など、生命維持のための基本的な機能までうまく働かなくなっていきます。

どれくらいの量を飲むと、どの段階になるのかについては諸説あり、専門家の間でも一致した見解は出ていません。ふだんどんな生活をしているか、飲みながらどんなものを食べるかで、結果はかなり違ってくるはずだからです。

つい飲みすぎてしまう人に、「自覚が足りない」「だらしない」と言うのは簡単です。反省することも大事です。

でも、一番大事なのは「じゃあどうするの？」ということ。そこで、「プラス栄養の食べ方＝メソッド」なのです。

飲まずにいられないのは、栄養不足のサイン

ストレスがたまったときに「お酒を飲まずにいられない」のは、心が飢餓状態にあるというサイン。だからといって、お酒を飲んでストレスを解消しても、ストレスの原因そのものが消えてなくなるわけではありません。

ひどい二日酔いになっても、体に悪い、太るとわかっていても、再びストレスがたまれば、ついまた飲んでしまうでしょう。ストレスの原因を解決しようとするこ

とも大切ですが、自分が努力しても解決できないことはたくさんあります。

ならば、〝**ストレスに対する抵抗力**〟をつけましょう！

その有効な手段のひとつが、〝食べる＝栄養をプラスする〟ことです。

たとえば、体調が悪いとき、おなかが空いているときは、イライラしたり、怒りっぽくなったり、集中力も落ちてきます。でも、しっかり食べると体調がよくなり、気分もよくなって落ち着いてくるはずです。

こんなふうに、人は体に栄養が足りていないと、ストレスに対抗する力が弱くなります。だから、ちょっとしたことですぐイライラしてしまう。このことは、〝キレやすい子どもは食生活が偏っている〟という事実を見ても明らかでしょう。

また、「ストレスのせいで、甘いものがやめられない」という女性に、ふだんの食事をしっかり食べるように、肉や良質な油を摂るようにアドバイスすると、ウソのように甘いものへの欲求がおさまってしまうことが、よくあります。

健康意識の高い人こそ、「甘いものを食べてしまう分、ご飯を減らそう」「太るから肉や油は避けよう」と考えて栄養失調に陥ってしまうものです。だから、甘いものへの欲求が、さらに高まってしまうのでしょう。

「つい飲みすぎてしまう」「お酒を飲まずにいられない」という場合も、同じようなことが言えます。

ふだんから体に必要な栄養をしっかり食べて、アルコール代謝や脳の働きに欠かせないビタミンB_1などをさらにプラスしていけば、ストレスを感じたときの「飲まずにいられない」というレベルが変わるはず。「つい飲みすぎる」量も、少しずつ減ってくるでしょう。

人間は、心と体の欲求に従って食べ、生きています。体が栄養で満たされていないと、心も不安定になり、必要以上のものを求めてしまいます。逆に言えば、体を栄養で満たせば、無茶な暴飲暴食に走ることはないはずです。

アルコール依存症や脳症などになってしまうと、そこはもう、栄養学では難しい領域。でも、太ることを気にしている、やせたいと思っているあなたは、まだまだ大丈夫。取り返しのつかない領域へ行かないためには、まずしっかりと栄養をプラスしましょう！

[第3章]

お酒好きでもやせられる！「プラス栄養メソッド」

「プラス栄養メソッド」で代謝の高い体質に変わる

これまでのダイエットや食事療法といえば、「低カロリー」「低糖質」「低脂肪」など、基本的に何かを「控える」というマイナスのものでした。しかし、食べないように「控える」食事は、どうしてもストレスがたまりやすく、挫折したり、リバウンドしやすいというのが問題でした。私自身も人生の半分以上は、この「食べない」ダイエットを繰り返していたのです。

ひたすら食べないようにしていると、体はそれでも生きていくために、消費するエネルギーを最小限に抑えていきます。これがいわゆる「代謝の低い体」です。食べないで「控える」食事を続けると、かえって太りやすい体質になってしまうのです。

でも、たくさん食べているのに太らない人もいますよね。それはなんでなんだろう？　と私はずっと不思議でした。そこで気づいたのは、**代謝の高い体質を手に入れることができれば太らない！**　ということ。代謝を上げるというと、どうしても運動したり消費するカロリーを増やす行動をしなければいけないと考えがちですが、食べることで代謝を高めることもできるのです。代謝を上げるために必要な栄養をしっかりプラスすることができれば、太りにくくやせやすい体質に生まれ変わることができます。

これから詳しくお話しする「プラス栄養メソッド」とは、**食べすぎているものを減らすのではなく、「足りないものをプラスする」ことで、今の自分を細胞レベルで代謝のいい体質に変える食事法**です。

「食べすぎて太っている」という人は、実はそれほど多くありません。食べすぎているわけではないのにやせないのは、代謝が低い体質になっているから。その原因はズバリ、栄養不足です。現代人の食生活はただでさえ、アミノ酸や良質油などが不足しがちといわれています。

さらにダイエットしようと食事の量を減らせば、不足は悪化して、栄養失調を深刻化させてしまいます。そして、この不足している栄養素が、代謝を上げるのに重要なのです。

足りていない栄養をプラスすれば、自然とすっきりメリハリのある体形になるし、栄養状態がよくなるので、肌も髪もキレイに生まれ変わります。体だけでなく、心も考え方もポジティブになり、行動も変わるのです。今までできないと悩んでいたことができるようになれば、体も心もすっきりした、美しく元気に輝く自分に生まれ変わることができるのです。

栄養素の量より、何を食べるかを考える

体と心をつくっているものは栄養素ですが、口から入れるのは「食べ物」です。糖質やたんぱく質、ビタミン、鉄分、カルシウムなど気になる栄養素はいろいろありますが、目に見えるものは寿司や焼肉、サラダなどの食べ物。栄養素についての詳しい情報を知ることも大切ですが、実際の食生活の改善に役立つかどうかが重要なポイントです。

細かい栄養素の量（数字）を気にするよりも、**「どんな食べ物を選んで食べるか」**という食べ方のほうが重要だと思いませんか？　自分がこれまで何を食べて体と心をつくってきたのかを知って、この先食べたほうがいいものを探しましょう。

どんな食べ物をどう食べたらよいのか？　減らすものではなく、プラスするもの

を知る。それが「プラス栄養メソッド」なのです。

目標は、「本能的な食べ方」を取り戻すことです。

食べることは生きるための本能。誰かに教えてもらうものではなく、自然と感じとるものです。

「本能のままに食べる」というと、何だか太りそうなイメージですが、実はこれが代謝のよい体に生まれ変わるためにもっとも重要なポイント。体と心に必要なものが何となく食べたくなって、食べれば落ち着く。そう、必要な栄養が満たされれば、食欲は自然とおさまって食べたくなくなるのです。

栄養をプラスして落ち着かせるという自然な流れをつくることが、食べすぎを防ぐコツです。「プラス栄養メソッド」は、食べる本能を目覚めさせ、自然な食べ方を取り戻すための効率的な食事法と言えるでしょう。

伊達式「プラス栄養ダイエット」の3つの約束

では、いよいよ「飲んでも太らない」プラス栄養ダイエットについてお伝えしていきます。基本は、次の3つ。

①楽しんで飲む（食べる）
②代謝を上げる栄養をきちんとプラスする
③飲みすぎたら（食べすぎたら）調整する

たったこれだけのことですが、太った人、やせられない人は、この3つができていない場合がほとんどです。

とりあえず、「ダイエットは大変」「ガマンしないとやせない」という思い込みは捨てて、食べることを楽しんでください。

そして、やせる栄養をしっかり摂りましょう！

〝今のあなたの体〟は、〝今まであなたが食べてきたもの〟でできています。

ということは、**〝今まで食べてきたもの〟や〝食べ方〟が太った原因のはず**です。

これからご紹介する食べ物・食べ方は、今まであなたがあまり食べてこなかったもの、そして違った食べ方かもしれません。

だからこそ、やせられるのです。

もちろん「嫌いなものを食べなさい」とか、「外食はやめてください」とは、言いません。今までと違う食べ物・食べ方を、どうぞ思いっきり楽しんでください。

あとは、飲みすぎ・食べすぎた翌日に調整する！　これがきちんとできていれば、やせないまでも、太ることはないはず。

これならできそうでしょう？

これがスリムな大人の飲み食い術！

やせるということは、代謝をよくすることとです。

そのためには、アミノ酸（たんぱく質）・ビタミン・ミネラルなど、さまざまな栄養が必要です。でも、こんな言い方をしても、具体的に何を食べたらいいのかわかりませんよね。

でも大丈夫。代謝を上げ、必要な栄養を摂る飲み方、食べ方は、以下の５つを覚えていればＯＫです。

【1】どんなお酒にもチェイサーを！
【2】肉や魚は、しっかり食べよう！
【3】温かい食べ物で、脂肪が燃えやすい体をつくる
【4】つまみ選びのキーワードは「生」
【5】体にたまった悪い油は、いい油で落とす

【2】～【4】は、お酒を飲むときだけでなく、ふだんの食事のときにも心がけたいことです。自宅で食事するときはもちろん、外食のときも、コンビニ弁当を買うときも、これを意識してメニュー選びをしてください。

【1】どんなお酒にもチェイサーを！

バーなどでは、よく「チェイサーください」という声を耳にします。
チェイサーとは、ウイスキーやジン、ラムなど強いお酒をストレートで飲むとき、

交互に飲む水のこと。「chase＝追いかける」が語源で、**お酒を飲んだあと、追いかけるようにすかさず水を飲む**ことで、喉や胃など粘膜への刺激を軽くするというのが目的です。

ウイスキー通の友人に言わせれば、チェイサーはウイスキーを楽しむための基本的作法。ウイスキーをひとくち飲み、濃厚な香りと舌触りが口の中に広がって、喉に熱さを感じた瞬間が、チェイサーを飲むタイミング。すると香りの余韻が際立ち、口の中に清涼感が広がっていく……のだそうです。なんとも奥深い世界ですね。

でも、私の提案は、さらに健康効果を狙ったもの。

強いお酒をストレートで飲むときだけでなく、ロックでも水割りでも、ビールのように水分が90％以上のお酒でも、お酒を飲むときは必ずチェイサーを用意しましょう！

これには、いくつかの意味があります。

ひとつは、アルコールによる脱水を防ぐため。

2つめは、血液の循環をよくして、アルコール代謝をスピーディにするため。

3つめは、体内の老廃物を、速やかに排出しやすくするため。

「水割りは、水で割ってるんだから、必要ないんじゃないの?」と思うでしょうが、水割りにするようなお酒は、アルコール度数の高いお酒ですよね。水割りにしたとしても、ビール以上のアルコール量はあるはずです。

また、**チェイサーはできるだけ常温の水にしましょう**。氷を入れると体が冷えてしまいます。日本酒を熱燗で飲むときは、白湯でもいいでしょう。

あまりおなかがタプタプしてもむくみが出ても困るので、一度にたくさんではなく、お酒を楽しむようにチビチビと少しずつ水分補給すること。どれくらいの量の水を飲むかは体の調子に合わせて調整しましょう。

【2】肉や魚は、しっかり食べよう!

代謝をよくするために必要なもの。その一番目にあげられるのが、**たんぱく質**です。

筋肉や骨、血液や酵素、血管、心臓、肝臓、肺、髪や爪、遺伝子に至るまで、私たちの体は、ほとんどがたんぱく質でできています。

また、体内に取り入れたビタミンやミネラルを運ぶのも、たんぱく質。体を動かすためのエネルギー源にもなり、糖代謝、脂質代謝、アルコール代謝にも欠かせません。

たんぱく質が不足すると、肝臓や心臓の機能が低下し、体力や免疫力も下がってしまいます。脳の働きも悪くなって、記憶や集中力が落ちたり、うつや気分の落ち込みにつながる場合もあります。血流が悪くなって体が冷え、筋肉が衰えて基礎代謝量も落ち、脂肪をためやすい体になってしまいます。

生きていくためには、とにかく、たんぱく質！

ところが、**現代人の食事では、男性も女性もたんぱく質が足りていない人がほとんどです。**

朝はトーストや菓子パン、昼はラーメンやパスタ、忙しいときはコンビニのサンドイッチとカフェオレ……このような食生活では、圧倒的にたんぱく質不足。プロテインも補助にはなりますが、1日2回は、肉か魚、卵などの良質なたんぱく質を、メインのおかずとしてしっかり食べましょう。

・肉

やせたいと思っている人でも、「肉は太るから」と避けたり、牛肉より鶏肉を選んだりする人が多いようです。確かに、カルビや豚トロのように、脂肪分の多い肉ばかり食べるのは控えたほうがいいですが、赤身の牛肉や豚肉なら、ステーキでガッツリ食べてほしいくらいです。

肉の赤身には、〝L-カルニチン〟という、脂肪の代謝を上げる成分が含まれています。羊肉＞牛肉＞豚肉の順で多く含まれますが、鶏肉にはほとんど含まれていません。

また、「ステーキで」と言ったのには理由があります。

食べ物は何でもそうなのですが、肉や魚もできるだけ**原形に近いものを食べるのが理想的。**ステーキでなくても、ひき肉よりは焼き肉、シチューや角煮のほうがいいでしょう。

・魚

魚の場合は、赤身か白身かより、**〝旬〟のもの**を選びましょう。

旬の魚には、その季節に私たちの体が必要としているものが含まれています。エビやカニ、牡蠣《かき》などの魚介類も同じです。

そして、魚もできるだけ原形に近いものを。すり身でも食べないよりはいいのですが、旬の栄養をまるごといただくためには原形に近いものを。

レストランや居酒屋で、〝本日のオススメ〟〝季節限定メニュー〟と書いてあったら、それが旬のもの。魚の名前がわからなくても、旬のオススメを迷わずチョイスしましょう。

・卵

卵はオムライスでも、ゆで卵でも、卵かけご飯でもOKです。コレステロールが気になる方は、週6個を目安に。

大切なのは、**肉ばかり、魚ばかり、卵ばかりにならないように、食事ごとに種類を替えること**。1週間トータルで、偏りがないようにしましょう。

・豆類

豆類も、良質な植物性たんぱく質を摂るために大切な食べ物です。メインのおかずにはなりませんが、実は、**お酒を飲む女性・男性にとって意外と重要な栄養が含まれています。**

たとえば、お酒を飲む人に一番意識してほしいのが、**肝臓でのアルコール代謝で大量に失われるビタミンB_1の不足**です。豆類に含まれるレシチンには、このビタミンB_1の吸収をサポートし、脂肪肝を防ぐ働きがあります。

また、**レシチンは〝脳の栄養〟といわれる成分。**お酒によってダメージを受けやすい脳の働きをサポートするためにも、ぜひ摂りたい栄養素なのです。

枝豆や豆腐、納豆や油揚げなら、居酒屋でも食べられますよね。お酒による脳と体のダメージを防ぐために、積極的に食べるようにしましょう。

【3】温かい食べ物で、脂肪が燃えやすい体をつくる

車も、寒い朝は冷えきっていてエンジンがかかりにくくなりますよね。体も同じ

です。

とくに**内臓が冷えると、栄養の消化・吸収も悪くなり、代謝が落ちて燃えるものも燃えず、ちょっと食べただけでも脂肪がつきやすくなります**。

体を温める食べ物をしっかり食べて、燃えやすい体になりましょう！

たんぱく質をしっかり摂ることも、体を温めるためには大切なことですが、それをサポートするのが、**ショウガやニンニクなどの薬味**。ショウガは豚肉のショウガ焼きでもいいし、お寿司屋さんならガリでもＯＫ。ニンニクはみそ漬けやしょうゆ漬けをまるごと食べてもいいですが、油で炒めるとさらに効果がアップするので、中華でも、イタリアンでも、ニンニクをたっぷり使ったスタミナ料理をいただきましょう。

ショウガやニンニクを使った料理は、「カロリー高いんじゃない？」と心配になりますよね。でも、低カロリーのものばかり選んでいると、代謝は上がりません。脂肪を燃やすには、起爆剤となるものが必要なのです。

また、体を温めるには、**単純に温かいものを食べる**という方法もあります。とくに食事のときは温かいみそ汁など汁物を必ずプラスすること。

逆に**体を冷やす食べ物をなるべく控える**ことも大切です。

基本的に、暑い地域で採れたものには体を冷やす働きが、寒い地域で採れたものには体を温める働きがあります。沖縄料理は栄養たっぷりでおいしいですが、沖縄で採れる野菜、たとえばゴーヤなどは体を冷やしやすいので、ご注意を。

また、コーヒーも熱い地域で採れるものです。酔いざましや食後にコーヒーというのは、確かにおいしいのですが、せっかく体を温める食べ物で代謝を上げようとしているのに、アイスコーヒーで冷やしたらもったいない。せめてホットコーヒーにしておきましょう。日常的に飲むのも、紅茶やほうじ茶にするなど、変えてみるのもよいでしょう。

また、パンやパスタなどの小麦製品より、お米のご飯のほうが体は冷えません。徐々に体を温める生活に切り換え、熱く燃える代謝のいい体を目指しましょう!

【4】つまみ選びのキーワードは「生」

食べずにやせるより、食べた分を燃やすことが、代謝のいい体への第一歩。そこで注目したいのが、**〝酵素〟**です。

酵素は、体内で起こるあらゆる化学反応に必要な成分です。化学反応が起こらなければ、アルコールや脂肪を代謝することも、神経伝達もできない、筋肉も動かない……というわけで、思考も止まり、指1本も動かせません。もちろん髪や爪も生えません。私たちが〝ふつう〟と思っていることが、すべて停止してしまいます。

私たちは体の中にたくさんの酵素を持っているので、〝ふつう〟に生活ができるのです。

でも、**酵素は年を重ねるごとに、体内でつくり出すことが難しくなってきます。**

そこで、食べ物で酵素を活性化させ、不足する分を補っていきましょう。

食べ物に含まれる酵素は〝食物酵素〟と呼ばれ、体の中の酵素の代わりに働いてくれるといわれています。

食物酵素は自然界で採れるほとんどすべての食べ物に含まれていますが、48℃以上加熱すると壊れて効力を失います。となると、**食物酵素が摂れるのは〝生の食べ物〟**。生の野菜、果物、魚、魚介類などです。

もうひとつは、**発酵食品**。

漬物、納豆、みそなど日本の伝統的な食品も、キムチもオススメ。植物性の発酵食品が理想的です。これらの植物性発酵食品には、乳酸菌などの有用菌も含まれるので、便秘気味の人やお酒を飲んでおなかがゆるくなりがちな人にはさらに◎。

毎日の食事に、生ものか発酵食品を少しでも取り入れるよう心がけましょう。

【5】体にたまった悪い油は、いい油で落とす

「いい油を摂りましょう！」というと、以前なら驚く方が多かったのですが、だいぶヘルシーオイルを取り入れることは、理解されるようになってきました。

以前、ダイエットの常識では、「油抜き」することはあっても、「油を積極的に摂る」ということはありませんでしたね。ですから、いくら〝いい油〟を摂るメリットを説明しても、「ホントに大丈夫？　太らない？」とまだ心配してしまう人はいるのです。

でも、油は油で落とすのが効率的です。ただし、あくまでも〝いい油〟に限りま

す。〝いい油〟は、**腸内環境を整えたり、コレステロール値を整えて動脈硬化を防いだり、中性脂肪を減らす働きがあります。**〝いい油〟を見分けて、上手に取り入れましょう。

ここでちょっと、油＝脂肪についてご説明しましょう。

脂肪には、飽和脂肪酸と不飽和脂肪酸があります。

肉を焼いたあと、溶け出した油は冷えると白く固まりますね。これは飽和脂肪酸。体内に蓄積されやすい、あまりよくない油です。

一方、**常温で液体のままなのが不飽和脂肪酸。これがいわゆる〝いい油〟です。**

そして、〝いい油〟＝不飽和脂肪酸の中でも、体内でつくることができないものを必須脂肪酸と呼びます。体内で合成できないので、食べ物から取り入れなければいけません。ですから、必須アイテムの〝いい油〟というわけです。

必須脂肪酸には、2種類あります。この2つは、しっかりと覚えておきましょう。

・オメガ6系・リノール酸

悪玉コレステロールを減らすのが得意。ゴマ油、紅花油、ひまわり油などのほか、アーモンド、落花生、ピスタチオなどナッツ類に多く含まれます。

・オメガ3系・α-リノレン酸

中性脂肪を減らすのが得意。イワシやサバなどの青魚や魚介類、エゴマ油（シソ油）・アマニ油など種実の油、ナッツ類ではクルミにも多く含まれます。また、EPA（エイコサペンタエン酸）やDHA（ドコサヘキサエン酸）もオメガ3の仲間。マグロやハマチ、ブリなどに多く含まれます。

とくに**やせるために重要なのは、オメガ3系の油**です。酸化しやすいので、加熱しないで、できるだけフレッシュなものを生のまま食べるのがベストです。イワシやサバなら刺身や寿司で食べるとか、エゴマ油、アマニ油などは、サラダや料理にかけていただきましょう。おつまみにするなら、クルミもいいですね。

必須脂肪酸ではありませんが、不飽和脂肪酸の仲間のエキストラバージン・オリーブオイルと米油もオススメ。酸化しにくいので、加熱調理にも使えます。炒め物や揚げ物はできるだけ酸化しにくい油を選びましょう。

また、男性・女性ホルモンは油からつくられます。よくない油ばかり摂っていると、いい性ホルモンはつくれません。モテたい方、魅力的になりたい方は、〝いい油〟をしっかり摂ってください！

食べる順番を変えるだけで「やせ体質」になる！

基本的な食べ物・食べ方はおわかりいただけたでしょうか？

ここでさらにダイエットをサポートし、食べることを楽しんでいただくための重要なポイントをいくつかご紹介しましょう。

そのひとつは、「食べる順番」です。

食事をすると、血糖値が上昇し、膵臓《すいぞう》からインスリンというホルモンが分泌されて糖を肝臓や筋肉に取り込み、血糖値を低下させます。

ところが、このとき血糖値が急上昇すると、インスリンの分泌も大量になり、余分な糖を早く処理して血糖値を下げようと、肝臓や筋肉だけではなく、脂肪細胞にもどんどん取り込もうとします。逆に言えば、血糖値がゆるやかに上昇していけば、肝臓や筋肉に取り込まれて燃えやすく、体脂肪に蓄えられにくいのです。

そこで、**血糖値の上昇がゆるやかな食べ物を先に食べ、血糖値が急上昇しやすいものをできるだけあとに食べる**。これが、太りにくい食べ方のコツです。

血糖値の上昇がゆるやかなのは、**食物繊維の多いもの**。野菜やキノコ、海藻などなら、食物繊維がたっぷりで脂肪燃焼に必要なビタミン、ミネラルも補給できます。

また、**酢**には血糖値の上昇をゆるやかにする作用があるといわれていますから、ポン酢やマヨネーズなど酢の入った調味料を使うのもオススメです。

血糖値がもっとも急上昇しやすい食べ物は砂糖類で、なかでも異性化糖と呼ばれる甘味料は要注意。果糖ブドウ糖液糖など、原材料に長めの液糖名が記載されているものは控えるようにしましょう。その次が炭水化物。ただし、同じ炭水化物でも白米よりは玄米、白パンよりはライ麦パン・胚芽入りパン・全粒粉、うどんよりそばなど、なるべく黒っぽいもの、精製度が低く食物繊維の多いもののほうが、血糖値の上昇がゆるやかです。

このほか、みそ汁などの**温かい汁物は**、血糖値を上げません。体を温めて代謝をよくするだけでなく、水分とミネラル補給にもなって、満腹感が高まるので、食事

太りにくい"食べ方"の順番

みそ汁などの温かい汁物か、血糖値の上昇を
ゆるやかにする食物繊維の多いものからスタート

↓

発酵食品を食べて、消化を促すとともに、
代謝をアップ

↓

メインのたんぱく質は、
薬味などと一緒に食べる

↓

血糖値が急上昇する炭水化物は、
できるだけあとに食べる

【代謝を上げる薬味】
ニンニク、ショウガ、ワサビ、山椒、ネギなど

【代謝を上げる発酵調味料】
・酢 酸 系……米酢、黒酢、もろみ酢、バルサミコ酢など
・唐辛子系……七味唐辛子、タバスコ、豆板醤《トウバンジャン》、
コチュジャンなど

のはじめに摂るといいでしょう。

肉や魚介類は比較的血糖値の上昇がゆるやかですが、代謝を高める薬味などと一緒に摂るのが、より太りにくい食べ方。消化を助け、代謝をアップさせる酵素が多く含まれる発酵食品を最初に食べるのも、太りにくくする食べ方のコツです。

脂肪分の多いもの、揚げ物などを食べるときには、代謝を高めるクエン酸と解毒を促すビタミンCを豊富に含むレモンやユズ、カボスなどを搾って食べるとよいでしょう。

ハンバーグよりステーキのほうが太りにくい理由

先ほど白米よりは玄米、白パンよりはライ麦パンや胚芽入りパン……という話をしましたね。これは、同じ食品でも〝なるべく原形に近いもの〟ということでもあります。

実は、**代謝のいい体、やせ体質になるためには、〝原形に近いもの〟を選ぶ**ということも、重要なポイントになるのです。

加工食品はもちろん、包丁やナイフさえなかった大昔、私たちは肉でも魚でも果物でも、原形のまま、まるごとかぶりついて食べていました。

そのため、**今でも私たちが体内に持っている酵素は、原形の食べ物を分解するためのもの。**化学的に処理された食べ物や、精製され加工された食べ物を分解する酵素は持っていません。

ちなみに、合成されたもの、自然ではないものが入ってくると、体は「下手な鉄砲、数撃てば当たる作戦」をはじめます。「え〜い、あれもこれも、いろんな酵素を出しちゃえ！」とたくさんの酵素をムダづかいしてしまい、体に負担がかかるというわけです。

また、**原形のままだと、しっかり噛まなければ飲み込むことができません。**そのため消化・吸収・代謝により多くのエネルギーが使われます。噛むことで満腹中枢も刺激されて、食べすぎを防ぐことにも役立ちます。

ですから、何を食べるか迷ったときは、なるべく原形に近いものを選びましょう。

肉も、ひき肉よりは、こま切れ肉、薄切り肉。一番原形に近いのはステーキです。

果物もジュースよりは生のまるごと。食べられるものは皮も食べるようにしましよう。野菜も果物も、皮の部分に優れた栄養が含まれているので、皮の栄養もまるごと摂ると、さらにお得です。

油もできるだけ自然なオイルを料理と一緒に食べるのが、より理想的。オメガ3の良質な油も、ナッツ類や魚という形で摂れれば、酸化していないもっとも新鮮な状態で摂ることができるでしょう。

今は便利な加工食品もいろいろとありますが、そればかりを食べていたのでは、なかなか代謝のいい体にはなれません。

1日3食×1週間＝21食の食事を見直してみると、原形のものは意外と少なく、加工された食品が多いことに気づくでしょう。そんな食生活に少しでも原形食品を取り入れるようにすることも、効率よくやせる近道なのです。

［第4章］

お酒を飲んで太る人、太らない人の習慣

太る酒飲みの生活

〝小麦デブ〟になっていませんか？

朝はトーストとカフェオレ、小腹が空いたら菓子パン。昼食はサンドイッチ。「なんだかんだ言ってパンが多いような……」と思い当たりませんか？

また、「ご飯より、ラーメンやパスタなどの麺類が多い」という方もいるのでは？

残念ながらこういう人は〝お酒をガマンしないでやせる〟のは難しいでしょう。

パンも麺類も、小麦粉の加工食品です。こういう小麦製品は胃腸で消化・吸収されにくいのです。とくに日本人は米を主食としてきた民族。もともと小麦製品を食べてきた欧米人とは、腸のつくりも持っている体内酵素も違います。そのため、**日本人は小麦製品を消化・吸収するのがあまり得意ではない**ようです。

胃で消化液とうまく混ざらなかったものは、小腸の内壁にヘドロのようにへばりついてしまうことも。小腸は栄養を吸収する臓器ですから、こうなるといくら栄養豊富なものを食べても吸収することができません。その結果、栄養不足に陥り、代謝が下がってしまうのです。

また、一番怖いのはパン。パンをふくらませるために使われるイースト菌の〝エサ〟はビタミンB群。そのため、焼き立てのパンを毎日のように食べていると、体内にあるビタミンB群がどんどん食べられて不足してしまいます。ビタミンB群は糖質・脂質代謝に欠かせない成分で、肝臓のアルコール代謝にも必要な栄養素です。むしろ積極的に摂りたい栄養ですから、これではまったく逆効果！

さらに、コンビニなどで売られている袋入りの安いパンの多くには、原料に良質なバターではなく、マーガリンやショートニングなどの油脂が使われています。これらに含まれる**トランス脂肪酸**は〝狂った油・プラスチックオイル〟と呼ばれる質のよくない油。**悪玉コレステロールを増やして善玉コレステロールを減らす働きをする、生活習慣病の大敵**です！

欧米ではかなり前からファストフードでさえ、〝トランス脂肪酸フリー〟が常識。日本でも、最近ようやく「トランス脂肪酸を含むマーガリンより、バター」が常識になってきましたが、パンやケーキ、クッキーなどのお菓子には、まだまだたくさん使われているのです。サンドイッチの場合、さらにマーガリン、中身の具で余計な糖分・脂肪分・塩分を摂ってしまいます。

ラーメンやパスタなどの麺類も、小麦が原料というだけでなく、調味料などで酸化した油と塩分をたっぷり摂ってしまいます。

その点、**ご飯は脂肪分も塩分もゼロ**。たとえご飯と同じカロリーのパンや麺類を摂ったとしても、満腹感が同じだったとしても、ご飯のほうがよほどやせるために適した食べ物と言えるでしょう。

そしてもうひとつ、小麦製品にはとても気になる問題があります。

小麦に含まれるアルブミンという成分は、うつや不安などにつながりやすいことがわかってきました。欧米ではうつ傾向の人に〝アルブミン制限〟の食事療法をおこなうところもあるようです。

パン好き・麺好きで、「無性に食べたくなるんだよね」という人は週1回のご褒美くらいにしておきましょう。ふだんの食事はできるだけご飯食を心がけて。

たとえダイエット中でも、食事はおいしく楽しめるものでなければいけません。ですから、お酒をガマンしないでやせたい方は、とりあえずパンや麺類ばかり食べることのないよう注意しましょう。

コンビニが我が家の冷蔵庫⁉

1日1回以上コンビニに行くという人、家の冷蔵庫に入っているのは調味料とビールくらいという人は、コンビニを我が家の冷蔵庫だと思っていませんか？　毎日帰りにコンビニへ寄り、夜食べるものと翌朝の朝食を買うという生活をしていませんか？

独身女性や男性に、「外食以外ではどんなものを食べていますか？」と聞くと、「適当に」とか「ふつうにコンビニで」と答える人がけっこういます。これは食へのこだわりや関心のない方の特徴的なコメント。こういう人は、「ただなんとなく食べる→なんとなく太ってきた→ある日突然、ズボンがきつくてはけなくなった！」というパターンに。

コンビニ弁当やお惣菜、スイーツも、最近はかなりヘルシー志向のものが増えました。カロリーはしっかり表示してあるし、お弁当も野菜多めでご飯少なめのものが増えています。食材の産地にこだわったもの、有名シェフのプロデュースのものなど、バリエーションも豊かですから、新製品が出るとつい買ってしまいますよね。

でも、ひとつのコンビニに並んでいる商品のラインナップは、そうしょっちゅう変わるわけではありません。人によって好みもあるわけで、結局いつも同じようなものばかり買うことになり、栄養が偏ってしまうのです。

さらに、**コンビニ生活で一番不足しやすいのは〝良質なたんぱく質〟**。お惣菜には肉料理・魚料理もありますが、メインのおかずと言えるものは少ないはず。これも代謝を下げて太りやすくする原因のひとつでしょう。

仕事やライフスタイル的に「コンビニに頼るしかない」という人も多いと思います。でも、せめて、行くコンビニを変えたり、できるだけ毎日違うものを食べるようにしましょう。ちょっと遠くのコンビニへ行くとか、まわり道をすると、歩く距離も増えて運動不足解消にもなるでしょう。

また、「いつものコンビニでいつものメニューを買って食べる」のではなく、**「今日は何を食べようかな」と考える**だけでも、やせるためには大きな進歩です。

ジャンクフード好きの悲劇

「食に対するこだわりがない」わけではなく、逆に「こだわりすぎ」で太ってしまうパターンもあります。

そういう人がいったい何にこだわっているかというと、ずばり、ジャンクフード。メインディッシュはインスタントラーメンやレトルト食品で、カフェオレやミルクティを飲み、デザートにプリン。おやつにスナック菓子やアイス……という生活をしている方もいます。

ジャンクフードは中毒性・依存性が高い食べ物といわれ、「一度食べはじめると1週間くらい毎日食べてしまう」ということが、よくあるのです。

ジャンクフードで摂れるのは、糖質・脂質・塩分と添加物くらい。代謝アップに重要な良質のたんぱく質やビタミン、ミネラルなどはほとんど摂れません。もし、「プロテインやビタミン、カルシウムをプラス！」と表記してあっても、天然の食品から摂れるビタミンやミネラルとは違います。体にとっては意外と〝マイナス食品〟

なのかもしれません。

「〝いい油〟を摂ろう!」と言いましたが、ジャンクフードの油は、〝いい油〟とは違って質のよくない油。皮下脂肪や内臓脂肪になりやすく、毛穴や皮膚にダメージを与えてしまいます。

酸化しやすく固まりやすい飽和脂肪酸を食べてできた体脂肪は、なかなか落ちにくいのです。

当然、動脈硬化からはじまる、糖尿病や心筋梗塞などの生活習慣病が次々と連鎖的に発症しやすくなります。

体臭もきつくなります。顔も体も脂っぽくなってきます。体の中も外も酸化しやすくなり、老化が進みます。性ホルモンの質も下がり、性機能が低下します。性ホルモンの減少、頭皮から分泌される悪い皮脂の相乗効果で、抜け毛や薄毛になりやすくなります。正直、あまり幸せな状況にはなりませんね。

こういう人でも、人と一緒の食事ならふつうのものを食べているはず。ですから、人と一緒にお酒を飲みに行くときや、宴会のときなどは、プラスの栄養を摂る絶好のチャンスです。まず、肉か魚をしっかり食べてください。生の野菜、発酵食品もたっぷり食べましょう。さらに、〝いい油〟を摂って、よくない油を洗い流しましょう。

お酒の種類も、焼酎のお湯割りでしっかり体を温めるとか、ポリフェノールたっぷりの赤ワインを常温で楽しんで抗酸化力をアップするのもオススメです。

大好きなお酒を味方にして、徐々に体質改善をしていきましょう！　そうすれば、ジャンクフード依存から、少しずつ抜け出せるはずです。

居酒屋は栄養補給のパラダイス！

居酒屋は、食事やおつまみのメニューが豊富で、ふだんの食事ではあまり食べない珍味もいっぱい。ちょっとずついろいろなものを食べれば、たんぱく質・ビタミン・ミネラル・酵素などやせるのに必要な栄養素がまんべんなく摂れます。

フライドポテトや唐揚げなど、酸化した油さえ控えめにすれば、居酒屋は栄養補給のパラダイスです。

ただ、お酒を楽しみながらやせる上級者になるためには、さらに**メニューの選び**

方を意識してほしいもの。

それは、**肉と魚を一緒に食べないほうがよい**ということ。意外かもしれませんが、肉と魚を一緒に食べると、消化が難しくなります。

実は、胃の消化液の酸度（pH値）は、食べたものによって調整されるといわれています。肉と魚では、消化しやすい胃液の酸度が違うのです。

では、肉と魚を一緒に食べるとどうなるでしょう。

肉も魚もどちらも消化ができない、中途半端な酸度の消化液を出してしまうのです。すると肉も魚も上手く消化されず、消化不良を起こしやすくなってしまいます。せっかく食べたたんぱく質も、ビタミン、ミネラルも、吸収することができません。やせるのに必要な栄養がうまく吸収されなければ、食べているのに栄養不足？　ということになってしまうのです。

さらに、体が栄養不足になると、脳が「食べてもっと栄養を摂れ！」という指令を出します。その結果、モリモリと食が進み、食べすぎてしまう場合もあります。

ですから、居酒屋では肉か魚のどちらかメイン料理を決め、それに合わせて肉なら肉系、魚なら魚系の副菜やおつまみを食べるようにしましょう。たとえば、新鮮

〝乳離れ〟という言葉がありますが、動物は成長すれば自然に乳離れをします。大人になっても乳を飲むのは人間だけでしょう。

カルシウムは煮干しやひじきなど、牛乳でなくても充分摂れます。乳酸菌も発酵食品などで摂れるはずなのに、なぜ〝乳製品〟なのでしょう。

欧米では昔から、乳製品は貴重なたんぱく源でした。でも、日本人は魚や豆類などをたんぱく源としてきた民族です。そのため、**乳成分を分解する酵素を遺伝的に持っていない人が多い**のです。

そんな日本人が牛乳やヨーグルトを食べると、分解されなかった乳成分が腸壁にたまり、栄養の吸収を悪くする場合もあります。

「お酒を飲む前に牛乳を飲むと、アルコールを吸収しにくいから酔いにくい」といわれます。悪酔いしないためにはいい方法かもしれませんが、必要な栄養まで吸収できなくなっては困ります。

食べたものを、消化・吸収できなければ、代謝が悪くなります。そして、脂肪をため込みやすい、太りやすい体になります。牛乳やヨーグルトで「お通じがよくなった」という人もいるので、合う人は上手に取り入れればよいでしょう。合うか合わないかは自分の体で判断してくださいね。ただ、少なくとも、ダイエット中の人、やせたいと思っている人には、乳製品はあまり向いていないでしょう。実際に〝乳製品太り〟というタイプの人は多いのです。

さまざまな乳製品メーカーのＰＲ効果もあり、乳製品を積極的に摂る人が増えています。「朝はヨーグルト」という人も多いでしょう。

でも、お酒を飲んでおなかがゆるめになっているときは、乳製品は控えたほうがよいでしょう。とくにお酒を飲んだ翌朝は、卵かけご飯やリンゴジュースなど、もっとおなかにやさしい、消化のいいものを摂りましょう。

腸内環境を改善するなら、ぬか漬けやキムチなどの発酵食品、いわゆる植物性乳酸菌がオススメです。

缶コーヒー男の甘すぎる生活

不思議なことに、お腹を壊しやすい人ほど、冬でもアイスコーヒーを飲んだり、甘い缶コーヒーを飲む傾向があります。

ごく一般的な砂糖・ミルク入りの缶コーヒー1本（190㎖）には、ティースプーンで5杯分くらいの砂糖が入っているといわれています。低糖タイプのものでも1～2杯。

1本当たりのカロリーは砂糖・ミルク入りでも60～70㎉とそれほど高くないのですが、何しろ砂糖5杯です。おにぎりを半分食べるのとはわけが違います。

砂糖は、糖類の中でも、もっとも吸収されやすい糖質です。飲むとものすごい勢いで吸収され、血糖値が上がってしまうでしょう。

暑い国・暑い地域で採れたものは体を冷やし、寒い国・寒い地域で採れたものは体を温めるという話、しましたよね。コーヒーも砂糖も赤道に近い熱い地域が原産地ですから、間違いなく体を冷やす食べ物。これをダブルで、しかもアイスで飲んだら、体が冷えないわけはありません。砂糖で太り、体が冷えてまた太るというダブルパンチです。

これでは、お酒を控えめにして、大好きな唐揚げもガマンして……といくら気をつかっても、やせそうにありませんね。

「お酒太りで……」という方の生活をよくよく聞いてみると、実は缶コーヒーを1

日に3～4本飲んでいたということが、よくあります。「お酒はやめなくていいから、とりあえず缶コーヒーをやめてみましょうか」とアドバイスしただけで、数カ月で4～5kgやせる人もいます。

お酒の量やカロリー、油の摂りすぎは気にするのに、なぜか缶コーヒーのことは気にしていないという人が、実際たくさんいます。あなたは1日何本缶コーヒーを飲んでいますか？　たとえ無糖タイプでも、1日何本も飲んでいたら体を冷やし、代謝を悪くすることには変わりありませんので、ご注意を。

そして、もうひとつ気をつけていただきたいことがあります。コーヒーショップなどに置いてある〝コーヒーフレッシュ〟または〝コーヒー用クリーム〟を、私たちはふつう〝ミルク〟と呼びますよね。でも、あれは、植物性油脂に水を混ぜ、添加物で白く濁らせクリーム状にしたものです。これにもトランス脂肪酸が含まれている場合が多いので、コーヒーを飲むたびに毎回加えるのは控えましょう。

栄養ドリンク中毒の罠

さらに、〝缶コーヒー太り〟と同じくらい多いのが**〝清涼飲料水太り〟**です。それも、果汁系のジュースではなく、いわゆるスポーツドリンク、エナジードリンクやドリンク剤で太るタイプ。

スポーツドリンクはミネラルやアミノ酸、種類によってはビタミンもたっぷり摂れて、体によさそうなイメージがあります。でも、**そもそもスポーツドリンクは〝スポーツをする人用〟のドリンク**です。つまり、激しいスポーツをすることで水分と一緒に失ったミネラルを補給したり、体にたまった疲労物質をすばやく分解したり、運動後の栄養補給を目的に飲むものです。それを、多少汗をかき、喉がかわいたくらいでガブ飲みするというのは、いかがなものでしょう。

天然の食べ物に含まれるミネラルやアミノ酸は、その植物・動物が生きていくうえでちょうどいい、絶妙のバランスで含まれています。しかし、スポーツドリンクはそうではありません。何かの目的のために強化された特定の成分は、体内のミネラルバランスを崩すこともあります。

また、**スポーツドリンクには糖分もかなり含まれています**。実際、夏場に屋外で肉体労働をする人たちも、汗で失った水分とミネラルを補給するためにスポーツドリンクを愛飲することが多いのだそうですが、毎日かなりの量をガブ飲みするため、肥満になりやすいことが問題となっています。

カロリーオフ、糖質ゼロのスポーツドリンクの場合は、さらに代替甘味料が使われていて、肝臓に負担をかけ、余計に疲れる場合もあります。また、おなかがゆるくなって脱水したりすることもあるので、まだ砂糖のほうが体にやさしいのかも。

そもそも、人間の遺伝子には〝元気になりたい〟〝活力をアップしたい〟という本能が組み込まれているのかもしれません。いわゆる、栄養ドリンクの愛飲者もとても多いですよね。栄養ドリンクの中でも清涼飲料水として売られている缶入りのものはまだいいですが、瓶に入ったドリンク剤は、基本的に医薬部外品です。食品に使えないキツイ保存料などの添加物が入っているものもあります。これは自然なものではありません。究極の加工食品であることをお忘れなく。

ほとんど薬のようなキツイ成分が入っているので、飲むと何となくカーッと熱くなるような感じがして、一時的には元気になったような気がします。頭もすっきり覚醒した気がするでしょう。でも、その持続時間はそれほど長くありません。しかも、神経を覚醒させる〝無水カフェイン〟のような成分には中毒性があり、体がすぐまたドリンク剤を欲するようになります。疲労がたまって体力が落ち、かなり代謝も落ちているときに過激な合成系の栄養を過剰に摂ると、お酒を飲むのと同じくらい肝臓には負担になり、体脂肪を蓄える原因になるでしょう。

また、風邪をひいたときはむしろ栄養は摂らないほうが回復は早まります。極端に疲労がたまっているときも同じで、まずは体を休めるべき。

頑張りすぎも、太るもとです。疲れがたまっているときは、お酒も食事も少しお休みして、やせるための体力を回復させましょう。

メタボを招く睡眠不足

〝ブロイラー症候群〟をご存じですか？

ブロイラーとは、短期間に、大きく成長するように養殖される鶏のこと。ふつう、鶏が成長して卵を産むようになるまでには半年くらいかかりますが、ブロイラーはたった2カ月で3kgほどに成長し、若鳥のうちに食肉にされます。

このブロイラーの育て方が、また過酷。狭いケージに入れられまったく動かず、夜中も煌々《こうこう》と電気の明りをつけて夜更かしさせ、エサを与えたら明かりを消してすぐに眠らせるのです。そのため抵抗力が弱く、病気にかかりやすいといわれています。

これによく似た生活をして太る人たちを〝ブロイラー症候群〟と呼ぶのです。**座りっぱなしで夜遅くまでデスクワークを続け、深夜に適当な食事を摂ってすぐに眠るため、太ってしまうビジネスパーソンに多い**そう。なんだか、せつないですね。

こんな生活で睡眠不足が続くと自律神経が乱れ、脳の興奮を司る交感神経と、リラックスをする副交感神経の切り換えがうまくいかなくなるといわれています。その結果、ホルモンの分泌や免疫機能が低下し、代謝も下がって太りやすくなるというわけです。

ちなみに、糖を脂肪に変えるホルモンは、午後3時頃がもっとも分泌量が少なくなるというデータがあります。深夜にはこのホルモン分泌が多くなるので、深夜まで起きていて、その時間に食べるような不規則な生活パターンでは、食べたものが体脂肪になりやすくなるのです。

仕事で忙しいときは仕方がありませんが、単に夜中まで飲んでいて睡眠不足になり、免疫力が落ちる、太るというのは、問題です。ぐっすり眠ってすっきり目覚める質のよい睡眠をとるようにしましょう。「寝る子は育つ」と言いますが、**「寝ない大人は太る」**というのが現代版のことわざのようです。

お酒をよく飲む人が太る原因はどこにあるのか、次からは実際の食事日記をもとに解説していきましょう。

太る酒飲みの食事日記 ケース1

栄養失調で隠れメタボ⁉ 〜ある独身営業マンの1週間

Aさん（37歳・独身）身長167㎝・体重55kg

Aさんは広告代理店の営業マン、一人暮らし。コロナ前は接待で飲む日が多く、接待のない日は夜遅くまで仕事という日々を送っていました。体重も体脂肪もメタボ未満なのですが、実はおなかがポッコリ出ているのが悩み。何しろ20代の頃は体重50kg・体脂肪12〜13%とスリムだったのに、今や体重55kg・体脂肪22%。10年前より体脂肪が10%も増えてしまったのです。

お酒の飲みすぎが原因だと思い、家ではお酒を飲まないようにしていましたが、おなかのポッコリはまったく変わりません。

その食事内容を見てみると……。

〈月〉朝：カフェオレ

昼：唐揚げ弁当、お茶
夕：スナック菓子
夜中：牛丼（特盛り）、サラダ、コーラ
〈火〉朝：菓子パン、カフェオレ
昼：カレーうどん、いなり寿司2個、コーラ
夕：（接待）生ビール中ジョッキ3杯、焼酎水割り4〜5杯、つまみはほとんど食べない
〈水〉朝：ドーナツ1個、カフェオレ
昼：ダブルチーズバーガーセット、コーラ
夕：板チョコ1枚
夜中：サンドイッチ2個、菓子パン1個、コーラ1ℓ
〈木〉朝：エスプレッソ
昼：いなり寿司3個、おにぎり1個、カフェオレ
夕：ラーメン・チャーハンセット、生ビール中ジョッキ1杯
〈金〉朝：カフェオレ

昼：クロワッサン1個、カフェオレ
夕：（接待）生ビール中ジョッキ3杯、チューハイ1杯、焼酎水割り5杯、刺身、天ぷら、煮物などつまみは出てきたものを適当に食べる
（店を変えて）ウイスキー水割り3杯

〈土〉朝：なし
昼：パスタ、缶ビール350㎖2本
夕：（友人と居酒屋）生ビール中ジョッキ3杯、唐揚げ、刺身、大根サラダ、焼き鳥5本、漬物、焼きおにぎり1個

〈日〉朝：なし
昼：サンドイッチ、コーラ2ℓ
夕：デリバリーのピザLサイズ1枚、ポテトフライ、コーラ

【Aさんの食生活の改善ポイント】

- 〝栄養を摂る〟という意識を！

明らかに栄養不足な食生活ですが、Aさんのような食生活をしている独身男性は、それほど珍しくありません。何かを減らすというより、まず〝栄養をプラスする〟という意識を持ちましょう。たとえ太らなくても、いずれ栄養失調で薄毛になったり、肝臓を壊してしまいますよ！

・朝はコーヒーより、フルーツジュースかみそ汁！

朝はカフェオレだけという日が多いですね。朝のコーヒーは体を冷やす原因になります。食欲がなければ水だけでもOKですが、できれば野菜ジュースに替えましょう。寒い時期なら、インスタントのみそ汁でもいいでしょう。

・昼食に重点を置いた食生活を！

残業が多いなら、昼の食事に重点を置くようにしましょう。お昼時が忙しければ、夕方でもかまいません。ハンバーガーやパンだけですませたり、チョコレートで空腹をごまかすのでなく、仕事がひと段落したとき、定食などで肉や魚などのたんぱく質をしっかり摂りましょう。

・お酒の席でしっかり栄養を摂る！

飲み会のときこそ、ふだん食べないものを食べるチャンスです。Aさんの場合、ふだん魚をほとんど摂っていないようなので、魚、とくに生の魚を刺身や寿司などで積極的に食べましょう。たんぱく質だけでなく酵素や〝いい油〟も摂れます！

・コーラの飲みすぎで、さらに栄養失調に⁉

コーラなど清涼飲料水にはとにかく糖分がいっぱい。肝臓に負担をかけるばかりでなく、分解や解毒のためにたくさんのビタミンやミネラルを消費します。Aさんの栄養不足、代謝低下に拍車をかけてしまうので、コーラはやめて水かお茶にしましょう。

ピザやラーメンなど、こってりした食事の前には野菜ジュースを！

太る酒飲みの食事日記　ケース2

〃つい食べすぎ〃がやめられない！　～ある編集者の1週間

Bさん（40歳・妻と娘の3人暮らし）身長171cm・体重64kg

Bさんは出版社勤務。共働きで小学校1年生の娘さんがいます。夜は外食が多いのですが、朝は忙しい奥さんと育ち盛りの娘さんのために朝食をつくる、素敵なお父さんです。

最近、気になっているのはコレステロール値が高めなこと。休日には娘と一緒にプールへ行くため、おなかの出っ張りもなんとかしたいのですが、ビールを飲むとつい食べすぎてしまい、「ああ、またやっちゃった」と後悔する日々。その食事内容を見てみましょう。

〈月〉朝：納豆、しめじと豆腐のみそ汁、ご飯1膳、会社で缶コーヒー
　昼：（外食）鶏の照り焼きとイカフライの定食、ご飯1膳

夕：春雨・白菜・ひき肉の炒め物、キュウリとニンジンのぬか漬け、卵かけご飯、みそ汁、発泡酒350㎖3本、ポテトチップス1袋、まんじゅう2個
就寝前：風邪気味のためカフェインレスの栄養ドリンク1本

〈火〉朝：しめじとほうれん草の雑炊、物足りなくて味付け海苔でさらにご飯1膳
昼：（外食）たぬきそばとミニ天丼のセット
夕：カリフラワーの炒め物、わさび漬け、マグロの刺身、ちらし寿司、ハマグリの吸い物、発泡酒350㎖3本、ポテトチップス1袋

〈水〉朝：ふりかけご飯、ワカメスープ、ヤクルト1本、会社で缶コーヒー
昼：（外食）サバのみそ煮定食
夕：（外食）豚肉のからし焼き肉定食
夜中：発泡酒350㎖3本、ミックスナッツ

〈木〉朝：ご飯、韓国海苔、アサリのみそ汁、ヤクルト1本、会社で缶コーヒー
昼：弁当屋の海苔弁、豚汁
夕：（友人と焼き鳥屋）ハツ・軟骨・レバー各1本、ユッケ、ビール小ジョッキ2杯、レモンサワー1杯

（店を変えて）ピザ、チーズ、ワインボトル3分の2
夜中：しょうゆラーメン
〈金〉朝：サツマイモの雑炊
昼：（外食）ちゃんぽん麺
夕：コロッケそば
夜中：（居酒屋で飲み会）ポップコーン、刺身盛り合せ、焼き鳥盛り合せ、じゃこサラダ、そのほか軽いつまみ、生ビール中ジョッキ5杯
（店を変えて）ミックスナッツ、ビール1杯、ウオツカトニック1杯
〈土〉朝：納豆、豆腐となめこのみそ汁、ハムエッグ、ご飯1膳
昼：冷凍のトマト風味の野菜パスタ、唐揚げ弁当、お茶
間食：イチゴ大福1個、（立ち食い）かきあげうどん
夕：手羽先・軟骨・ぼんじりの焼き鳥各1本、水菜とトマトのサラダ、スナックエンドウ＋マヨネーズ、チーズスナック半袋、キュウリのぬか漬け、発泡酒350㎖3本、ご飯1膳、納豆、インスタントみそ汁
〈日〉朝：しめじと長ねぎのみそ汁、ハムエッグ、ご飯1膳、味付け海苔

昼：（外食）テリヤキバーガー、フライドポテト、チキンナゲット1箱
夕：発泡酒350㎖2本、手羽先・軟骨・砂肝の焼き鳥各1本、ニンジンとキュウリのスティック、ご飯1膳、納豆、インスタントみそ汁

【Bさんの食生活の改善ポイント】

・朝食は抜いてもいい！

Bさんは「朝はしっかり食べるもの」と思い込んでいるのでしょう。飲みすぎ・食べすぎた翌朝も、雑炊など朝食はしっかり食べています。そのうえ、お昼もしっかり食べていますね。

おなかが空いていない状態で食べたものは、余分な食事。余分な体脂肪になるだけです。飲みすぎ・食べすぎた翌朝は水だけでもOK。お昼も、おなかが空くまで食べなくてもいいのです。せめて朝はみそ汁だけにして、胃腸と肝臓を休めるようにしましょう。

・たんぱく質が偏っていませんか？

焼き鳥や照り焼きなどを含めると、鶏肉を週に7回も食べています。1日2回はメインのおかずとしてたんぱく質を摂りたいものですが、7×2＝14回のうち、7回も鶏肉というのは、ちょっと偏りすぎです。牛肉や豚肉はほとんど食べていないようですが、赤身肉には鉄分や脂肪燃焼を促進するL‐カルニチンも豊富に含まれているので、ぜひ食べましょう。できるだけいろいろな種類のたんぱく質を摂るのが理想です。

・ショウガやニンニクなど、もっと燃焼系の薬味を！

鶏肉には、L‐カルニチンはほとんど含まれていません。そこで鶏肉を食べるときは、ショウガやニンニクなど、体を温めて代謝を上げる薬味もプラスしましょう！七味唐辛子や豆板醤、タバスコなど、燃焼系調味料でもOK。ふだんから燃焼系薬味・調味料をできるだけ摂るようにするといいでしょう。

・果物を食べる習慣を！

1週間で1回も果物を食べていませんね。ご家族の皆さんは食べているのに、1

人だけ食べていないのでしょうか。果物にはビタミンやミネラル、食物酵素もたっぷり含まれていて、自然な水分もたっぷり。体にたまった毒素を排泄する働きも優れています。ぜひ果物を食べる習慣をつけましょう。

・スナック菓子の代わりに、ナッツ類やスルメなどを!

家飲みしているとき、つまみがなくなって、ついスナック菓子を食べてしまうようですね。口寂しいだけなら、ナッツ類やスルメなどにしましょう。

クルミなら脂肪を洗い流してくれる〝いい油〟を摂れますし、スルメはたんぱく質やミネラルも摂れて、さらにしっかり噛むことで代謝アップとエネルギー消費につながりますよ!

太らない酒飲みの生活

フルーツはダイエットの強い味方

果物はよく食べますか？　今週1回でも果物を食べたでしょうか？

最近は、「あまり果物を食べない」という人が増えています。

1人暮らしの方や、仕事が忙しくて夜遅くにしか家に帰らないビジネスパーソンなどは、「最後にいつ食べたか覚えてない」という人がほとんど。好きか嫌いかの問題ではなく、果物を食べるという習慣自体が失われているようで、悲しいような、もったいないような気がします。

「果物の糖は脂肪になりやすい」と思っているかもしれませんが、半分正解で半分間違い！

果糖そのものは単純な糖なので、そのまま吸収され、脂肪として蓄積されやすいことは確かです。でも、果物は果糖の問題を打ち消すくらいの、すばらしいダイエットパワーを持っているのです。

まず、**果物には脂肪代謝に必須のビタミンやミネラルがたっぷり含まれています。**

さらに、**消化・吸収を助けてくれる酵素もたっぷり。**

そのため、代謝と排泄がとてもよくなり、体内に余計なものがたまらずすっきり！

健康やダイエットを意識して「野菜中心の食事を心がけています」と言いながら、果物を摂らないのはちょっともったいない気がします。

アルコール代謝をサポートする栄養素や、アルコールの代謝物をスピーディに排泄するための栄養素もたっぷり摂れます。ぜひ果物を日常的に食べる習慣をつけましょう。

朝や昼のデザートでも、もちろん、お酒と一緒に食べるというのもよいでしょう。洋酒にはフルーツがよく合いますし、焼酎なら生搾りの果汁割りというのもいいですね。

旬の果物はおいしいだけでなく栄養もたっぷり含まれています。また自分が生まれ育った土地で採れた果物が体に合いやすいのですが、手に入らないようなら、海外のものでもOK。まったく食べずに果物パワーを得られないよりは、ずっといいはずです。

ただ、種類の違う果物を一度に食べると、それぞれの果物に含まれる酵素が打ち消し合って、酵素のパワーが弱まってしまうことがあるので、**朝一度に食べる果物は一種類だけにするのが理想的**です。

果物には抗酸化成分もたっぷり含まれていますから、生活習慣病の予防だけでなく、加齢臭の予防などアンチエイジングにも役立つでしょう。

カレー好きは悪酔いしない

よく、「二日酔いしないように、お酒を飲む前に食べるといいものってありますか?」と聞かれます。

コンビニやドラッグストアでも、二日酔い予防のサプリメントやドリンクを売っていますね。みんな、二日酔いでよほどつらい経験をしているのだろうな、と思ったりします。

でも、お酒を飲む前に何かを飲んだり、食べたりするのは、あまりオススメできません。それは、お酒を飲むのは、心に栄養をプラスするためだから。おいしく飲んで、心地よくなるためなのに、何かを食べてしまってお酒がおいしくなくなったり、あまり酔えないというのはどうでしょう。酔えないと、いつもより大量にお酒を飲んでしまうかもしれませんよね。

二日酔い予防に効くといわれるサプリメントやドリンクで、即効性が得られるものは、二日酔いを予防するというより、肝臓の働きをサポートするタイプのものが多いようです。また、アルコールの分解やアセトアルデヒドの分解をサポートするタイプのものもあるようですが、今のところ動物実験でのデータのようです。

気持ちよく酔ったら、必ずアセトアルデヒドは発生します。二日酔いにならないためには、できるだけ飲みすぎないようにしたいものです。

でも、〝肝臓への負担を防ぎ、太りにくくするため〟ということなら、方法はいくつかあります。

たとえば、二日酔い予防に効果的といわれるウコン。

確かにウコンに含まれるクルクミンには、肝臓の働きをサポートする作用があるといわれていますが、お酒を飲む直前に飲めば、突然肝臓がパワーアップするというわけではありません。

そこでオススメは、**ランチタイムにカレーライスを食べること**です！

ウコンは、別名ターメリック。カレーにも使われるスパイスのひとつです。本格カレーのお店でスパイスたっぷりのカレーを食べれば、粉やサプリメントでウコンを摂るくらいの量はしっかり摂れるはずです。

糖質が気になる場合は、〝カレースープ〟もよいでしょう。カレーのスパイスには体を芯から温めて内臓の働きをよくしたり、毒素の分解・排泄を促す働きもあるので、お酒を飲む人、代謝をよくしたい人にはオススメのメニューです。

昼間に食べておけば、体調もスタンバイOK。飲みすぎた翌日のランチにもいいでしょう。

〝牡蠣〟と〝柿〟をかしこく使い分ける

牡蠣と柿は、どちらも肝臓の働きを助ける食べ物として有名です。

でも、有効成分や肝臓への作用はまったく違います。牡蠣には、アミノ酸の一種であるタウリン、アラニン、グルタミンや、ビタミンB_1、B_2、鉄分や亜鉛など、肝臓の働きを助ける栄養素が豊富に含まれています。

なかでもタウリンには、肝臓の細胞を再生させてアルコールのダメージを改善する働きがあるといわれているので、すでに肝臓がお疲れ気味の方にもオススメ。

また、アルコールを代謝するときに大量に消費されるビタミンB_1、アルコール分解を効率よくするアラニン、グルタミンなども豊富なので、お酒を飲みながら牡蠣を食べれば、肝臓の負担を軽くすることもできるでしょう。

一方、果物の柿は、アルコールが分解されて発生したアセトアルデヒドを、すばやく排泄させるサポートをします。

その有効成分は、柿を切ったときに見える黒い粒々の部分に含まれる、タンニンです。

タンニンは、アセトアルデヒドと結合しやすいといわれています。そのため、タンニンを一緒に摂ると、体外への排出がスムーズになるのです。

お酒との相性、アルコール分解のタイミングを考えると、**牡蠣はお酒を飲みながら、柿は飲んだあとの酔いざましにデザートとして摂る**のがオススメです。

とはいえ、牡蠣の旬は夏と冬。柿は秋から冬が旬。オフシーズンのときは、同じような栄養素を含むもので代用しましょう。牡蠣の代わりに帆立貝、柿の代わりに緑茶ならとりやすいはずです。肝臓にいい食べ物はたくさんありますが、いつ食べるかというタイミングも大切です。肝臓をいたわりながら心地よく酔って、飲んだあとは悪いものをすっきり排出する！

これこそ、酒好きの極意というものでしょう。

太らない焼き肉の食べ方がある！

「どう考えても、焼き肉を食べながらやせるのは無理だろう」と思っていませんか？

そんなことはありません。

肉は良質なたんぱく源。しかも、肉をしっかり食べていると、「甘いものを食べたくなくなる」傾向があります。これまで7000人以上の方の食事を拝見していますが、**甘いもの好きの人ほど、実は肉不足**なのです。ダイエットのために肉断ちをして、かえって甘いものに走るようになったのでは逆効果でしょう。

肉を食べることは、100万年以上前から続く人類の本能です。食欲を上手にコントロールするためにも、肉を食べながら、そしてお酒も楽しみながらやせましょう。

そこでまた重要なポイントは、**同じものを食べるにしても、太りやすさは〝食べる順番次第〟**ということ！

幸い、焼き肉屋さんにはサイドメニューがいろいろとあります。これをうまく利用しながら食べる順番を考え、焼き肉を食べながらダイエットを成功させましょう！

ではここで、太らない焼き肉の食べ方をご紹介しましょう。

①キムチ

どんなにお腹が空いていても、いきなりご飯（白米）を食べるのはNG。そんなことをしたら、血糖値が急上昇して、体は完全に〝脂肪蓄積モード〟になってしまいます。

サラダ、ナムル、キムチなどの野菜は、食物繊維が豊富で血糖値の上昇がゆるやかなので、まずはこのあたりからいきましょう。

ベストチョイスはキムチ。食物酵素と乳酸菌が豊富な発酵食品なので、腸内のコンディションを整えて消化・吸収をよくし、代謝もアップします。また、唐辛子に含まれるカプサイシンにも代謝アップ効果がありますよね。大根のカクテキなら、消化を助ける酵素もさらに多いので、オススメです。

↓

②スープ

焼き肉店のメニューにはスープ類の種類も多いもの。焼き肉の唯一の問題点は、水分が少ないということです。ですから水分の多いスープを一緒に摂るのが理想的です。わかめスープや海苔のスープ、卵スープなどは血糖値を上げることもないので、できるだけ早めのタイミングでオーダーしましょう。胃腸を温めて動きやすくなるので、お肉の消化にも役立ちます。辛いスープや酸味のあるスープも、ダイエットにはオススメです。

↓

③ロースかハラミ

赤身の肉には脂肪代謝を促進する「L-カルニチン」や血液のもとになる「鉄分」が含まれています。そこで、赤身の濃いヒレなどがあれば理想的ですが、一般的なのはロースとハラミあたりですね。脂質代謝と血流アップを強化しましょう。

←

④いよいよカルビ!

脂肪の多いカルビはできれば避けるほうが無難ですが、どうしても食べたいなら、タレではなく、塩&レモンにしましょう。レモンに含まれるクエン酸で脂質代謝をアップしましょう。

脂肪分の多いトントロや、見た目と違ってほとんどが脂肪分のタンは、かなり注意が必要です。どうしても食べたいときは、食物酵素やビタミン・ミネラルも摂れるように、肉はサンチュで巻いて食べましょう。

←

⑤シメはシンプルなクッパ

冷麺は、せっかく代謝が上がった体を急激に冷やすので、辛いチゲがベスト。どうしてもご飯ものが食べたいときは、クッパにしましょう。できればデザートのアイスやシャーベットは控えるのが理想的ですが、どうしても食べたいときは、最後に温かいお茶でシメましょう。

体にもおいしい寿司のメリット

「糖質が多くて太りそう」と思われがちですが、実は脂肪代謝を上げるすばらしい食べ物だ！　というものは、たくさんあります。

〝赤身の肉〟や〝いい油〟はその代表例。

日本が世界に誇る〝**お寿司**〟もそのひとつです。お寿司は、

・良質なたんぱく質と炭水化物をしっかり摂る

・酵素を摂る

・〝いい油〟を摂る

という、脂肪代謝を高める条件を3つとも兼ね備えているのです。

寿司ネタの魚は良質なたんぱく源で、DHA（ドコサヘキサエン酸）やEPA（エイコサペンタエン酸）という〝いい油〟が含まれています。DHAやEPAはとて

も酸化しやすいという弱点があるため、加熱調理せず生のまま食べるのが理想的。生で食べれば酵素もしっかり摂れます。そして、シャリは酢を含んだご飯なので、血糖値の上昇がゆるやかです。ですから私は、食生活が偏っている人、とくに肉ばかりで魚をあまり食べていない人には、「週に1回くらいお寿司を食べてみて」とアドバイスしています。

脂肪の代謝を上げることは、肝臓への負担を減らし、アルコールの代謝をよくするためにもとても重要です。

また、お寿司屋さんには、弱った肝臓を癒やし、アルコールの代謝をスムーズにしてくれる牡蠣や帆立などの魚介類もたくさんありますね。

そして、お寿司の付け合わせといえばガリ！　ガリは、ショウガの殺菌作用で食中毒を防ぐために添えられていますが、さらに体を温める働きがあるほか、たんぱく質分解酵素・プロテアーゼや、胃の働きを整える辛味成分・ジンゲロールも豊富に含まれているので、冷えや胃もたれの予防にも役立ちます。

お酒を楽しみながらやせたい人は、ガリもしっかり食べましょう！

食べすぎ予防にもなる、焼酎の粉茶割り

焼酎を飲むときには、何で割りますか？

水、お湯、炭酸水、緑茶、ウーロン茶、レモン果汁……。ダイエット中にオススメなのは、やはり、体を温める〝お湯割り〟や、酵素たっぷりの生の果実を搾った〝グレープフルーツなどの生搾り割り〟です。

さらにひと工夫するなら、お湯割りに〝梅干し〟をプラス。梅のクエン酸は、血糖値の急上昇を抑えたり、肝臓の働きをサポートします。

また、酔いをほどほどで抑えたい人、つい食べすぎてしまう人にオススメなのは、〝粉茶割り〟です。

つくり方は簡単。お湯か水で割り、そこに粉茶を入れるだけ。

緑茶には抗酸化成分のカテキンや、渋味成分のタンニンなどが含まれています。タンニンはアルコールが分解されて発生するアセトアルデヒドと結びつき、体外への排出をスムーズにしてくれます。ふつうの緑茶割りでもいいですが、粉茶なら、

こうした茶葉の栄養をまるごと摂ることができ、食物繊維も摂れますよ。食物繊維には、血糖値の急上昇を抑える働きがあるだけでなく、おなかの中でふくらんで、食べすぎを防ぐ効果も期待できます。

粉茶割りは、緑茶に含まれるビタミンやミネラルも一緒に摂れますが、焼酎に粉茶を入れるのに抵抗がある方は、チェイサーのお水に粉茶を入れたり、お湯で割った粉茶をチェイサー代わりにするのもよいでしょう。

また、沖縄などでは、泡盛を牛乳で割って飲む人もいます。カルーアミルクや、ブランデーミルクのようなものですね。これはアルコールの吸収を抑えるには、いいかもしれません。

でも、食事で摂った栄養の吸収まで悪くなっては困ります。できれば、**豆乳割り**にしてみましょう。豆乳なら大豆のレシチンやサポニンなど脂質の代謝をサポートしてくれる成分も一緒に摂れます。

殻付きピーナッツで若返る

おつまみの定番・ナッツ類には、〝いい栄養〟がたっぷり含まれています。クルミなら、α-リノレン酸（オメガ3）が含まれ、体脂肪の分解に役立ちます。アーモンドやピーナッツなどには、ビタミンEやミネラル、食物繊維が含まれます。

市販のナッツ類なら、植物油でローストし、塩をまぶして味付けしたものよりも、できれば「素焼き」タイプのものを選びましょう。

さらにオススメなのが、**殻付きの落花生（ピーナッツ）**。ピーナッツの茶色い薄皮には、赤ワインにも含まれるポリフェノールの一種・レスベラトロールが含まれています。レスベラトロールは、長寿遺伝子を活性化することが証明され、世界中の注目を集めているアンチエイジング成分。老化防止やがんの防止・抑制、肥満による動脈硬化や心筋梗塞などのメタボリックシンドロームの予防にも効果的といわれています。

ですから、**殻付きピーナッツを食べるときは、できるだけ薄皮も一緒に食べましょう。**レスベラトロールは強力な抗酸化成分でもあるので、加齢による抗酸化力の低下に伴ってキツくなる〝加齢臭〟も防いでくれます。

ラーメンを食べる前に、野菜ジュースを1本！

野菜ジュースは〝野菜不足のときのお助けドリンク〟になりますね。

実は、**〝太り防止ドリンク〟**としても役立ちます！

〝食べる順番〟が大切という話をしましたが、**太らないようにするためには、血糖値を急上昇させないことが大切**です。炭水化物は、血糖値が急上昇しやすい食べ物。反対に食物繊維や酸味を含む野菜は、血糖値の上昇がゆるやかです。そのため、まず野菜を食べてから、そのほかのおかずやご飯を食べるというのが、太りにくい食べ方なのです。

そこで、ハンバーガーやパスタ、菓子パンなどを食べるときも、その前に野菜ジュースを1本飲んでおきましょう。

お酒を飲んだあと、どうしてもラーメンを食べたくなったときも、とりあえず野菜ジュースを1本。

もちろん、ビタミンやミネラルなどの栄養素も摂れるので、代謝をよくするためにも役立ちます。これも、太らない生活のための工夫です！

イタリア人の〝食べ方〟をお手本にする

イタリア人男性は、みんな女性にやさしくて、しかもとてもセクシーというイメージですね。それはなぜでしょう？

もしかすると、日常的に〝いい油〟をたっぷり摂っているからかも!?

イタリア料理に欠かせないものといえば、オリーブオイル。食卓には、必ずオリーブオイルがあって、パンにつけるのもバターではなくオリーブオイル。パスタやピザ、肉や魚の料理にも、オリーブオイルをかけて食べます。

性ホルモンは油でつくられているため、良質な油をたっぷり摂っていないと、男性機能も低下します。イタリア人男性は、オリーブオイルをたっぷり摂っているから、男性ホルモンの分泌も旺盛になり、セクシーでいられるのかもしれません。

何度も言いますが、**日本人のほとんどは〝いい油〟が不足気味**。逆に、揚げ物やジャンクフード、ファストフードでよくない油を摂りすぎている人が多いはず。元気のない男性が増えているのも、この油が大きく影響しているのかもしれません。

やせるためにも、いつまでもセクシーな男でいるためにも〝いい油〟が必須！ 魚やナッツ類で〝いい油〟を補給するだけでなく、イタリア人みたいに、ピザやパスタ、料理にも軽くオリーブオイルをかけて食べましょう。ただしエキストラバージンのオリーブオイルを。

さらに、エゴマ油（シソ油）やアマニ油などにすると理想的です。

サラダにさっとかけたり、ピザやパスタ、冷奴やおひたしなどに油を少々かけるだけで風味が高まり、体も温まります。

美男美女は、食べているものが違う！

「運動すればやせられる」と思い込んでいる人が多いでしょう。

でも、おすもうさんやレスラーは、運動量が多いのに、やせているとは限りません。

それに、仕事が忙しく、疲れがたまっていれば、運動するより寝たいと思う人がほとんどでしょう。だとしたら、**運動以外にできることを探したほうがいいのではないでしょうか。**

そこで、**「食事の内容を変える」**ことをオススメします！

30代を過ぎると、おなかがポッコリとせり出すのが典型的な太り方。その正体は、ズバリ内臓脂肪です。

では、内臓脂肪と皮下脂肪は、いったい何が違うのでしょう。ただ単に脂肪のつく場所が違うだけなのでしょうか。

実は、内臓脂肪と皮下脂肪では、つき方も、落ち方も違います。

皮下脂肪は、長い時間をかけて、ゆっくりジワジワと皮下に蓄積されていく脂肪。その分、落とすのが大変で、ダイエットをしても落とすにはそれなりの時間がかかります。

一方、内臓脂肪はまったく逆。ちょっと油断して食べすぎ・飲みすぎが続くと、あっという間についてしまいますが、落とすのは皮下脂肪に比べて簡単です。食事の内容・量を変えることで、最初に落ちるのが内臓脂肪なのです。

きちんと栄養を摂っていて代謝がいい人は、たとえ運動不足でも、それほど極端に太ることはないはず。実際、お酒を飲んで、運動もとくにしていないのに、やせている人もいますね。

そういう人を見つけたら、その人がどんなものを食べているのかを、よーくチェックして、真似してみましょう。それも、やせるためのひとつの方法です。

「運動する時間がないから……」「運動さえすればやせられるのに……」と言い訳しているだけでは、いつまでたってもやせられません。

やせている人は、食べているものが違うのです！

では、お酒を飲んでもやせている人は、どのような食生活をしているのでしょうか。食事日記をもとに、そのヒントを探ってみましょう。

太らない酒飲みの食事日記　ケース1

毎日飲んでもスリム体形！　～あるビジネスウーマンの週末リセット生活

Cさん（31歳・女性・会社員）身長160cm・体重50kg

Cさんはお酒をほぼ毎日飲み、お菓子やケーキも大好き。とくにダイエットをしている様子もないのにスリムな体形を維持しているため、友達や同僚からは「よく太らないね」とうらやましがられています。

その秘密は何なのか、週末の食生活をのぞいてみましょう。

〈金〉朝：フルーツゼリー
昼：（手作り弁当）玄米入りご飯、インスタントみそ汁、カブの漬物、ミニトマト、エリンギと豚のショウガ焼き、コンビニで買った軟骨入りつくね、みかん1個
間食：あずき入りおやき2個、豆おかき少々、中国茶

夕：（外食／串揚げ屋）タケノコの煮物、串揚げ（海老シソ巻き・黒豚・白身魚・アスパラベーコン・椎茸・チーズの鮭巻き・ニンニク・ハマグリ・マッシュルームチーズ、小タマネギなど十数品）、ミニお好み焼き、生ビール中ジョッキ3杯、白ワイン2杯
（店を変えて）ジントニック3杯

〈土〉朝：リンゴジュース
昼：（外食）オムライス、コーヒー
間食：（外食）ベイクドチーズケーキ、コーヒー
夕：キャベツの漬物、ポトフ（ニンジン・ジャガイモ・キャベツ）、白がゆ＋梅干し、もずくのみそ汁、焼酎お湯割り3杯

〈日〉朝：水のみ
昼：玄米入りご飯、お新香、納豆、ハムエッグ、ミニトマト
夕：冷奴の高菜のせ、カブの漬物、常夜鍋（豚ロース、ほうれん草）、白ワイン2分の1本

【Cさんが太らない理由】

・平日はお弁当で必要な栄養をしっかりプラス！

「お昼代もバカにならないから」と平日の昼食はお弁当をつくっているそうですが、おかげでビジネスパーソンにありがちな栄養の不足がほとんどありません。また、外食でも旬の野菜や魚介類をしっかり食べているのが優秀なポイントですね。

・食べ合わせが上手！

肉や揚げ物を食べるときは、漬物で食物酵素を摂ったり、ニンニクやショウガなどの薬味をプラスして代謝を高めるのが太らないコツ。

Cさんは、日常的に漬物を食べています。また、豚肉をショウガ焼きにしたり、外食の串揚げ屋でもニンニクを食べるなど、代謝を高める薬味を上手に摂っているところが素晴らしい。

・朝のリンゴジュースで、前夜をリセット！

「朝は時間がないし、夜にガツンと食べるのでおなかも空いていないから……」と、朝はフルーツジュースだけですませているCさん。これも彼女が太らない大きな理由のひとつでしょう。

朝から昼までは、体にとって〝排泄と浄化の時間〟。胃液の分泌も朝が一番少ないので、前夜ガッツリ食べたのなら、朝は水分だけでも充分です。

フルーツジュースには、不足しがちなビタミンがたっぷり含まれていて、さらにカリウムも豊富に含まれているので、朝のむくみ顔もすっきり！

・おやつは、午後3時限定！

あずき入りおやき、ベイクドチーズケーキ……午後3時になると毎日のように間食を食べているCさん。

実は、この時間に間食を食べても太らない秘密が。私たちの体内では、糖を脂肪に変えるホルモンのような物質が分泌されています。この分泌量は1日の中で大きく変動していて、もっとも低くなる時間が午後3時。

Cさんはその時間におやつを食べているので、脂肪になりにくいというわけです。

・食べすぎた分は、土日にリセット！

ウィークデーはちょっと食べすぎ？　と思うくらい食べても、「土日で帳尻を合わせる」というのがCさんの考え方。「とくに日曜日は、できるだけ軽めの食事ですませるようにしている」そうです。

確かに、日曜日の夜のメニューは漬物とあっさりした鍋で、胃腸と肝臓の休息にもよさそうですね。

太らない酒飲みの食事日記　ケース2

果物をプラスしてマイナス6・5kg！　～食生活のビフォー・アフター

Dさん（43歳・男性・不動産会社経営）身長173㎝・体重80kg↓半年で73・5kg

20代の頃はずっと58kgをキープしていたのに、30代で70kg台になってしまったDさん。さらに40代になって禁煙をしたことで、86kgに。食事量を減らして80kgまで落としたものの、その後まったく体重が減らなくなったそうです。

そこで、食事はおなかいっぱい食べてもいいことにして、

・朝は水と果物、またはフルーツジュースにする
・油っこいものを食べるときは、その前に野菜ジュースを飲む
・食事のときは、温かい汁物を飲む

この3点だけ実行するようアドバイスしたところ、1カ月に約1kgずつ落ちて、半年で体重は6・5kg減りました。空腹に悩まされることなく、気にしていたおなかの出っ張りもすっきりしたと、Dさんは大満足。

3つのアドバイスはDさんの習慣になり、今もリバウンドすることなく体重をキープしています。

では、Dさんのダイエット前後の食生活をチェックしてみましょう。

【Dさんのダイエット前の食生活】

〈月〉朝：ゴーヤチャンプルー（夕食の残り）、生野菜サラダ、スパムおにぎり

昼：バナナ2本

間食：せんべい4枚

夕：発泡酒350㎖1本、肉野菜炒め、ワカサギ佃煮、アスパラみそ汁、ご飯1膳

〈火〉朝：トースト1枚、生野菜サラダ、ベーコンエッグ、コーヒー

昼：バナナ1本

間食：柿の種（小）2袋

夕：発泡酒350㎖1本、カツオ土佐造り、タマネギソーセージ炒め、みそ汁、ご飯1膳

〈水〉朝：カツオ茶漬け
昼：かけそば、天丼（小）
夕：生ビール２杯、ワイン１杯、スパゲティカルボナーラ半分、ミネストローネ、サラダ

【Dさんのダイエット後の食生活】
〈月〉朝：水１杯、リンゴジュース１杯、赤飯おにぎり１個
昼：野菜ジュース、ビーフシチュー、サラダ、ご飯１膳、みそ汁
間食：水ようかん
夕：缶ビール３５０㎖１本、マグロ刺身、茶碗蒸し、アサリの吸い物
〈火〉朝：水１杯、梨１個
昼：和風ハンバーグ、温野菜サラダ、ご飯大盛り、みそ汁
夕：ご飯１膳、ゴーヤチャンプルー（＋エゴマ油）、イカ納豆、大根と油揚げのみそ汁
〈水〉朝：水１杯、バナナ１本

昼：野菜ジュース、とんこつラーメン（ネギチャーシュー）
間食：ミックスナッツひとつかみ
夕：生ビール1杯、日本酒2合、茶懐石、松茸ご飯

[第5章]

「飲みすぎた!」をなかったことにするヒント

食べてから48時間が勝負！

つい食べすぎてしまった翌日、気になるのはおなかの出っ張りやむくみですね。でも、おなかの中身は出してしまえば元通り。むくみも水が抜ければおさまります。このとき食べすぎた分はまだ、体脂肪になっていません。**食べたものが体脂肪になり、本当に太ってしまうのは、約2週間後といわれている**のです。

余分に摂ってしまった食べ物は、分解されてグリコーゲンという糖類となり、肝臓に蓄えられます。そして必要に応じてさらにブドウ糖に分解され、エネルギー源として使われるのです。

ところが、肝臓にストックできるグリコーゲンの量は、約1食分とあまり多くありません。そのまま食べ続けていると肝臓では蓄えきれなくなり、脂肪細胞という大きな倉庫に運ばれ蓄えられるのです。ですから2日続けて暴飲暴食するのはＮＧ。

脂肪細胞はほとんど限界量のない脂肪の貯蔵庫です。そのためいくらでも巨大化し、立派な体脂肪となって体に居座り、ベルトの穴やズボンのサイズを変えたり、ベルトの上にのっかる〝はみ出し肉〟などが増えていくわけです。ここまでにかかるのが約2週間。

こうならないようにするには、まず**肝臓にグリコーゲンとして蓄えられている間に使いきることが重要**です。**そのタイムリミットは、約48時間**。その間に肝臓を空っぽにすればいいのです。肝臓にストックできるのは約1食分。1食分くらいなら、なんとか48時間以内に調整できそうですね。

たとえば、前夜いつもの2倍くらいの量を食べたなら、まず朝食を抜く。朝食を抜いたくらいでは追い付かないようなら、さらに昼食を半分にする……という具合。何kcal分減らそうとか、難しく考える必要はありません。どんぶり勘定で帳尻を合わせられれば充分です。

これならできそうでしょう?

1週間単位でさらに微調整

「今日あたり、飲みに行かない?」と急に誘われることもあれば、どうしてもはずせない会食もあるでしょう。うれしいことがあって、ついお酒を飲み、食べすぎることもありますね。それは仕方のないことで、ストレスに感じる必要はありません。

思いっきり食べたいときに食べないと、ストレスがたまってしまいます。太るからと会食を断り、仕事や人間関係に支障が出るのは大問題です。でも、「翌日調整すれば大丈夫!」と思えば、気持ちも楽になるでしょう。つい食べすぎたあとも、落ち込んだり、悩んだりしないですむでしょう。

問題なのは、食べすぎることではなく、「つい食べすぎた」をリセットしないまま、それを何度も繰り返してしまうことです。1食くらい抜いても、死にはしません。そんなときのために、肝臓や脂肪細胞にしっかりエネルギーを備蓄しているのですから。

子どもの頃、「おなかが空いて目が覚めた」ということはありませんでしたか? 48時間の調整中に目指したいのは、あの感覚です。

また、〝ちりも積もれば山となる〟ということわざの通り、ちょっとした食べすぎでも、毎日少しずつたまっていくと、やはり肝臓のグリコーゲンはいっぱいになり、あふれれば体脂肪になってしまいます。ですから、さらに3日単位か1週間単位で調整することも大切です。

昨日は暴飲暴食してしまったなと思ったら、今日はお誘いを受けても調整日にして1日あける。1週間分ちょっとずつたまったなら、週末にまとめて調整する。

こんなふうに調整する習慣を身につけておけば、ドーンと3kg、5kg太ってあわてることもなくなるでしょう。

大きくなった胃は、18時間で元に戻す

胃のサイズというのは、食べた量に合わせて大きくなったり小さくなったりします。食べすぎたときは、胃のサイズもいつもより少し大きくなっているはず。そのサイズに合わせて食べ続けていると、自然と食べる量が増えて太りやすくなるでしょう。

大きくなりすぎた胃のサイズが元に戻るのには、18時間くらいかかるといわれています。そこで夜に食べすぎたら、18時間くらい何も食べないようにするのが理想的です。

「18時間も？」と思うかもしれませんが、夜7時に食べ終わったとすると、18時間後は翌日の午後1時です。ちょうどランチタイムだし、抜くのは朝の1食だけ。もし、夜の9時まで食べていたとしても、18時間後は午後3時。ランチの時間を少し遅らせるだけですみます。こうして胃を元のサイズに戻しながら食べていれば、自然と食べる量も調整できます。

もしかすると、18時間経過する前におなかがグーグーと鳴るかもしれませんが、そこで食べてはいけません。〝腹時計〟と言いますが、あのグーグーという音は、空腹のサインではありません。成長期の子どもは、このタイミングで食べないといけませんが、大人は違います。

おなかが鳴るのは、大きくふくらんだ胃が元のサイズに戻るときの収縮音。「食べてください」というサイン音ではありません。「おなかが食べろと言っている」と勘違いしないでくださいね。

朝はリンゴジュースでデトックス

もともと、**朝から昼の午前中は〝排泄と浄化の時間帯〟といわれています**。胃液の分泌も朝が一番少ないので、朝食は軽めにするほうが体のリズムには合っています。**前夜にガッツリ飲んで食べたのなら、朝は水分だけで充分**。

では、どんな水分を摂ればよいのでしょう？　水だけでもいいのですが、前日の夜お酒を飲んだのなら、体にたまった毒素を早くすっきりさせたいものです。

そこで、オススメは、**1杯の水とフルーツジュース**。果物にはクエン酸が含まれているので、肝臓をサポートして、デトックスするのに役立ちます。また、余分な塩分と水分を排泄させるカリウムも含まれていますから、お酒の飲みすぎやつまみの塩分の摂りすぎでむくんでしまった顔や体をすっきりさせてくれます。

なかでも、リンゴは胃腸にやさしく、体を冷やしにくいといわれています。ミックスフルーツジュースではなく、**1種類のフルーツジュース**が理想的。複数の果物の酵素が重なると酵素の働きが弱まることがあるので、気をつけましょう。

もしリンゴジュースがないときは、やはり国産の果物で、体を温めるものを。ミカン、柿、梨、イチゴなどがよいでしょう。

パンとコーヒーより、卵かけご飯を食べる

休肝日の翌日でおなかが空いているときも、朝はやっぱり果物。ジュースではなく、そのまままるごと食べてもOKです。食物繊維が多い分、血糖値の急上昇をおさえてくれます。

それだけでは物足りない方は、日本の伝統的ファストフード、卵かけご飯を。

午前中の体は排泄モードになっていますから、**朝食はなるべく消化にエネルギーを使わないメニューがいい**のです。卵かけご飯なら消化もよく、たんぱく質も酵素もしっかり摂れて代謝アップにつながるはず。忙しい朝でもつくる手間がかからず、すぐ食べられます。卵もご飯も家にない！　という方は、インスタントの卵スープにお餅を加えてお雑煮風にするのもよいでしょう。

最近は、パンとコーヒーだけ、コンビニのサンドイッチ、コーヒーショップのホットドッグなどの朝食を摂る人が多いですが、小麦のパンは体を冷やしやすく、あまり質のよくない油が含まれていることは、すでに述べた通りです。

1日のスタートはぜひヘルシーな果物で。

年に一度の〝プチ断食〟で内臓にも休日を

前日に食べすぎ・飲みすぎた分は、翌日調整することでほぼリセットすることができます。それでも、1カ月、2カ月という長い目で見ると、やはり体の中には少しずつ毒素がたまっていくものです。

そこで、早くすっきりした体を手に入れるためにも、**半年に1回か年に1回、週末プチ断食**をしてみてはいかがでしょう。

人間の体は、48時間固形物を摂らないと〝排泄モード〟に切り替わるといわれています。これを利用して、消化器官や肝臓などにため込んでいた余分な老廃物などをすべて排泄してしまおうというのが〝プチ断食〟です。365日・24時間働いている内臓を休めるために、またより代謝のいい体をつくるためにも役立ちます。

本格的な断食は体への負担が大きいため、医師や専門家の指導・チェックのもとでおこなう必要があります。

その点、週末プチ断食は体への負担がほとんどありません。**まったく食べないわけではなく、週末の2日間を利用してできる**ので、気軽に断食を試したい人にはオススメです。

ただし風邪気味のときや生理中などは避け、体調と気分のいいときに実行してください。

やり方にはいろいろあるのですが、代表的なものは以下の3つです。

①朝：フルーツジュース　昼：野菜ジュース　夕：野菜スープ
②朝：リンゴジュース　昼・夕：リンゴジュースまたはリンゴ
③朝・昼・夕ともに野菜スープ
（数種類の野菜をコンソメスープで煮込んでつくりましょう。具は食べないほうが理想的ですが、少量なら食べてもOK）

①〜③とも、水はいつ飲んでもかまいません。なるべくこまめに摂るようにしましょう。

1日目はおなかが空いてちょっとつらいかもしれませんが、「見たかった映画やドラマを土日で一気に観るぞ！」「読みたかった本を読むぞ！」と何かやることを決めておくと、2日くらいあっという間に過ぎてしまうでしょう。かえって充実した週末を過ごせるかもしれませんよ。

月曜日の朝は、体をびっくりさせないように、フルーツとおかゆや汁物くらいにして、徐々にふつうの食生活に戻していくようにしましょう。

お肌の調子がよくなり、排尿・排便がスムーズになって気持ちがいいという方も多いですよ！

ダイエットの成果は、体重よりサイズに現れる

こうして、体の毒素がすっきり排泄されるようになると、体はだんだん〝脂肪代謝モード〟に切り替わっていきます。体の調子もよくなってくるので、なんとなく疲れにくいとか、体が軽いと感じられるようになるはずです。体が軽いと動きやすいし、やる気や気力もアップ……といいことずくめです。

こうなってくると、「やせたかな」と体重計に乗る機会が増えてくるかもしれませんね。

でも、体が軽いと感じても、体重が落ちているとは限りません。それまでどんなものをどれくらい食べていたかで、つく脂肪の質も違えば、脂肪が落ちる部分、体重が減少していくスピードも違うのです。ですから、あまり体重計の数字ばかり気にするのはやめましょう。

それより、**週に1回、メジャーでウエストサイズを測る**ようにしましょう。

皮下脂肪より内臓脂肪のほうが落ちやすいという話をしました。内臓脂肪の量は、CTスキャンの画像で見るのが一番ですが、ウエストサイズにも現れます。

もともと、ダイエットがうまくいっているかどうかは、体重だけで判断することはできません。栄養がしっかり摂れていないと、「筋肉量が減っただけで脂肪はほとんど落ちていなかった」という場合もありますし、「単に水分が減っていただけだった」ということもよくあります。

重要なのは、体脂肪を減らして健康な体になること。そして、見た目にすっきりしたボディラインを手に入れることです。

一般に、**体重とサイズは一度に落ちるものではなく、どちらかが交互に落ちていく傾向があります。**体重が落ちていなくてもサイズはグンと落ちている場合もあるし、サイズが落ちないなと思っていたら、体重が急に減っていたということもあります。

これからやせようと思っている方は、新しい体重計を買うよりも、まずメジャーを買って、自分のウエストサイズを測ってみてください。ちなみにメタボ健診では、おへその高さで腹部の周囲を測ります。体重は2kg減っても、人にはわかりませんが、ウエストサイズが2cm減れば「やせた?」とまわりから声をかけられるはず。重要なのは重さではなく、見た目です。

サイズが1cmでも減っているのがわかると、やせていることを実感できて、ダイエットも楽しくなるでしょう。

本書は『飲んでも太らない秘密の習慣』（２００９年・小社刊）
に加筆・修正を加えて再編集したものです。

青春文庫

ダイエットカウンセラーが教《おし》える お酒《さけ》を飲《の》んでも太《ふと》らない うまい食《た》べ方《かた》

2022年 2月20日 第1刷

著　者　伊《だ》達《て》友《ゆ》美《み》

発行者　小澤源太郎

責任編集　株式会社プライム涌光

発行所　株式会社青春出版社

〒162-0056 東京都新宿区若松町 12-1
電話 03-3203-2850（編集部）
03-3207-1916（営業部）
振替番号 00190-7-98602

印刷／大日本印刷
製本／ナショナル製本
ISBN 978-4-413-09798-7

ほんとうのあなたに出逢う ◆ 青春文庫

日本人なら知っておきたい！
神様と仏様事典

神社での拍手は何のため？ 仏様の髪の毛はなぜ丸まってる？… 気になる疑問がスッキリ解ける、一家に一冊の決定版！

三橋 健・廣澤隆之［監修］

(SE-792)

DNA、言語、食、文化…が解き明かす
日本人の源流

相次ぐ新発見の衝撃――。人類の〝世界拡散〟から、日本人の祖先集団まで、幻のルーツをたどる発見の旅。

小田静夫［監修］

(SE-793)

図説 神道の聖地を訪ねる！
日本の神々と神社

日本の神様にはどんなルーツがあるのか、伊勢・出雲・厳島・稲荷・八幡信仰の違いとは…謂れを知ってお参りすると、ご利益が倍になる！

三橋 健

(SE-794)

首・肩・腰・膝
痛みとりストレッチ
95％の不調は自分で治せる！

「かばう」だけではラクにならない！名医が教える骨と筋肉が若返る10秒の習慣。

宗田 大

(SE-795)